암 치료로
살해당하지 않는
7가지 방법

GAN CHIRYO DE KOROSARENAI NANATSU NO HIKETSU by Kondo Makoto
Copyright © 2013 by Kondo Makoto
All rights reserved.
Original Japanese edition published by Bungeishunju Ltd., Japan
Korean translation rights in Korea reserved by Candybook under the license
granted by KONDO Makoto, Japan arranged with Bungeishunju Ltd., Japan
through Korea Copyright Center, Korea.

이 책은 (주)한국저작권센터(KCC)를 통한 저작권자와의 독점계약으로 맛있는책에서 출간되었습니다.
저작권법에 의해 한국 내에서 보호를 받는 저작물이므로 무단전재와 복제를 금합니다.

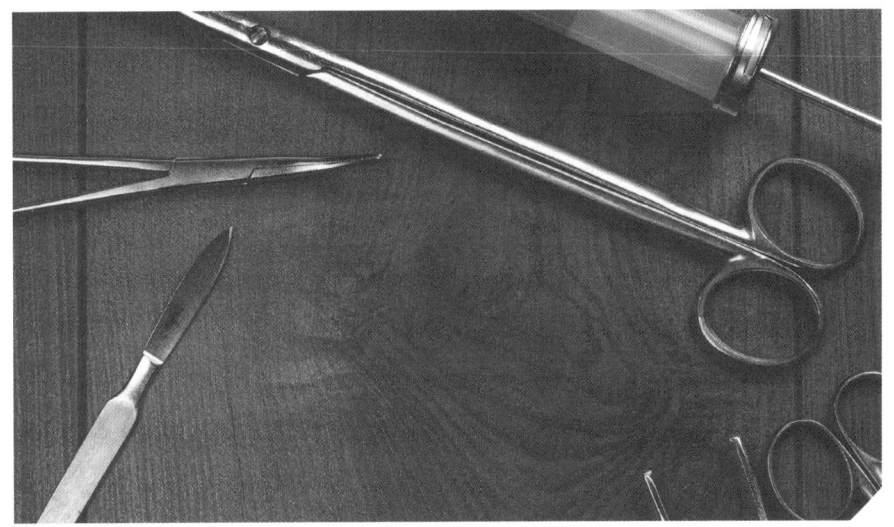

암 치료로
살해당하지 않는
7가지 방법

| 곤도 마코토 지음 · 박정임 옮김 |

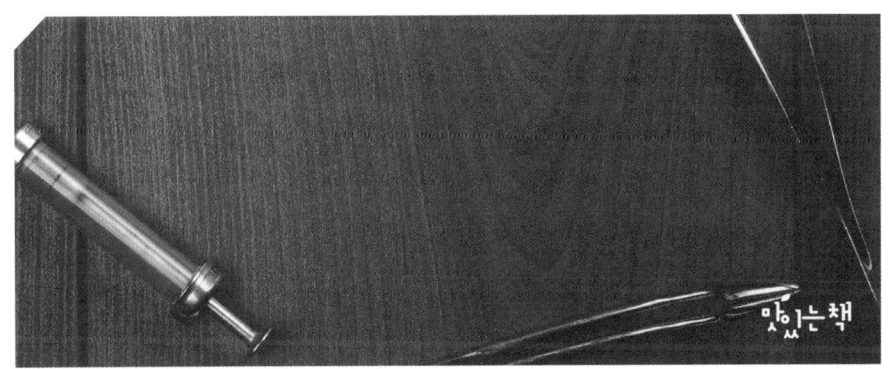

이 책을 읽기 전에

가부키 배우 나카무라 간자부로[1]는 왜 식도암수술을 한 지 4개월 만에 유명을 달리했을까. 그는 '암에 의한 사망'이 아니라 '암 치료에 의한 사망', 즉 암 치료로 죽임을 당한 것은 아니었까. 만약, 그렇다고 한다면 다른 사람들이 간자부로와 같은 전철을 밟지 않도록 하기 위해서 어떻게 하면 좋을까.

내가 이 책을 세상에 내놓게 된 동기입니다. 2012년, 나는 『암

---

[1] 나카무라 간자부로(中村勘三郎, 1955~2012): 가부키 배우이며 연기자. 5세에 처음 가부키 무대에 선 이후 가부키, 연극, 대하드라마 등에서 활발한 활동을 했던 유명 배우.

『치료가 당신을 죽인다(2013년 12월 국내 출간)』[2]라는 저서에서 '암 방치요법'을 소개했습니다. 암은 치료해야 한다는 사회적 통념으로 본다면, 이를 치료하지 않고 내버려두는 것이 어이없고 위험하게 느껴질 수도 있을 겁니다. 그러나 암 진단을 받고도 치료를 하지 않는 사람은 사실 적지 않습니다. 나는 게이오대학병원 외래과에서 암을 방치한 환자 150명 이상을 정기적으로 진찰해왔습니다.

그 결과, 암은 치료하지 않고 내버려두는 것이 타당하다는 확신을 갖게 되어 '방치요법'을 공개하게 되었습니다. 단, 이전 저서에서는 각각의 사례 소개와 분석에 초점을 맞추었기 때문에 방치치료의 기반이 되는 기본이론에 대한 설명이 부족했습니다. 그래서 이 책에서는 다시 기본이론을 상세하게 살펴보고자 합니다. 물론, 암의 종류 중에는 치료를 하는 편이 좋은 예외적인 경우도 있기 때문에 이에 대해서도 함께 살펴보겠습니다. 사회적 통념상 암을 치료해야 한다고 여기는 이유는 다음과 같습니다.

- 암의 최후단계는 무척 고통스럽다
- 암 치료는 수술이 가장 확실하다

---

[2] 원서는 『がん放置療法のすすめ』, 文藝春秋(2012년 4월).

- 항암제는 연명효과가 있다
- 암은 작을 때는 치료가 가능하지만 커지면 치료가 되지 않는다
- 현재는 전이가 없더라도 방치하면 전이 된다

위와 같은 이유를 전제로 한다면 암 치료는 받는 편이 좋습니다. 또한, '암 검진을 받아 조기발견을 해야 한다'는 주장도 성립합니다. 그렇지만 실제로 일본인 사망원인 1위가 암이듯이, 치료를 받아도 통증으로 괴로워하고 사망하는 사람이 많습니다. 그뿐만 아니라, 치료 후유증의 고통으로 오히려 수명을 단축시킨 환자도 수없이 많습니다. 어찌 된 일인지 조기발견을 했음에도 불구하고 치료로 사망하는 사람도 그 수를 헤아릴 수 없이 많습니다. 이는 암 치료의 무언가가 분명 잘못되었다는 증거입니다.

사실 개인적인 의견으로는 현재의 암 치료법은 상당부분이 잘못되어 있으며, 하지 않아도 되는, 또는 해서는 안 되는 치료가 행해지고 있다고 생각합니다. 그렇게 된 가장 큰 원인은 앞서 언급한 '사회적 통념'이 잘못되어 있기 때문입니다. 이 책에서는 사회통념의 어떤 부분이 틀렸는지를 분석하는 것에 초점을 맞추었습니다.

먼저, 1장 '국민 가부키 배우, 나카무라 간자부로의 명복을 빈

다'는 간자부로가 받았던 치료의 문제점에 대해 설명합니다. 〈문예춘추〉[3] 2013년 2월호에 기고한 글을 가필했습니다. 2장 '먼저 암을 이해하자'는 총론으로, 암에 대한 사회적 통념이 거짓인 이유를 제시합니다. 이를 통해 암에 대한 생각이 백팔십도 바뀔 것이며, 독자들의 가족이나 지인에게 어떤 문제가 발생했을 때 도움이 될 거라고 생각합니다. 그렇지만 총론만으로 각각의 구체적인 상황에 응용하기는 불안할 것입니다.

그래서 각론으로, 3장 '암을 어떻게 해야 할까?'를 제시했습니다. 2012년에 〈일간 겐다이〉[4] 지면에 연재했던 "암 상담실"에서의 질의응답을 정리한 것입니다. 암의 본질과 성질, 대처법에 대한 이해가 한층 깊어질 거라고 생각합니다. 당연히 폐암환자는 폐암에 관한 질의응답만 열 개든, 스무 개든 보고 싶을 겁니다. 이 책은 일반대중을 대상으로 하기 때문에 여러 종류의 암을 제시하고 있습니다. 그렇지만 암이 발생하는 장기는 달라도, 그 성질은 거의 공통적이기 때문에 다른 암에 관한 설명도 참고가 될 것입니다.

4장 '선진의료는 돈 낭비'에서는 암의 '선진의료'로 유행하고

---

[3] 출판사 문예춘추文藝春秋(Bungeishunju Ltd.)에서 발간하는 종합 월간지.
[4] 일간 겐다이日刊ゲンダイ: 고단샤 계열의 출판사인 주식회사 닛칸겐다이日刊現代가 발행하는 타블로이드판 석간지.

있는 입자선치료와 면역요법의 속임수에 대해 설명합니다. (《문예춘추》 2012년 10월호에 기고했던 글을 가필했습니다.) 이와 같은 치료법은 의사들의 전형적인 '장삿속'을 보여줍니다. 환자와 가족의 절실한 마음에 파고들어 의미도 없는 치료에 거금을 들이게 하는, 아주 질 나쁜 치료법입니다.

또한 이 책이 대상으로 하는 암은 전체 암의 90퍼센트를 차지하는 위암, 폐암, 전립선암 등 암이 덩이를 만드는 '고형암'입니다. 급성백혈병, 악성림프종 등의 혈액암은 항암제로 치료될 가능성이 있기 때문에 대상으로 하지 않습니다. 또한 고형암 가운데 고환암, 자궁융모암, 소아암도 항암제로 치유될 가능성이 있으므로, 검토대상에서 제외합니다.

이 책을 통해 한 명이라도 더 많은 사람이 암 치료의 진실을 깨닫기를 바랍니다.

차례

이 책을 읽기 전에 … 4

1장 국민 가부키 배우,
　　　나카무라 간자부로의 명복을 빈다

전적출술이 수명을 앞당겼다 … 19
항암제로 인해 폐렴이 발생했다 … 26
방사선 치료가 유리하다 … 31
결국 사망원인은 수술이다 … 35

2장 먼저 암을 이해하자

암은 방치해도 고통스럽지 않다 … 43
- 옛날 사람들은 암을 어떻게 대했을까
- 통증을 호소하지 않는 말기암 환자도 많다
- 그렇다면 왜, 통증이 없을까?
- 통증이 발생하는 예외적인 경우가 있다
- 암, 조기발견은 의미가 없다

암을 수술하면 어떻게 될까 … 62
- 수명연장효과가 없는데도 유행처럼 번진 위절제술
- 수술이 오히려 수명을 단축시킨다
- 국소전이로 수명단축된 아나운서 이쓰미 마사타카
- 암으로 죽는 것보다 수술로 죽는다
- 수술은 통증을 발생시킨다
- 장기를 보존해야 수명이 연장된다

항암제치료를 받으면 어떻게 될까 … 83
- 암세포와 정상세포를 동시에 죽이는 항암제
- 비교실험의 속임수
- 더욱 기만적인 교체 치료
- 항암제치료 중단에 따른 연명효과

유사 암인 '가짜암' … 99

· 전이하는 암과 전이하지 않는 암의 차이
· 암이라고 진단하는 근거는 무엇인가
· 진짜암에도 가짜암에도 항암제는 무의미하다
· 가짜암을 방치하면 어떻게 될까?
· 조기발견 암은 가짜암일 가능성이 높다
· 암으로 진단받았을 때의 대처법, '방치치료를 권한다'

3장 암을 어떻게 해야 할까?

검진

사례1 용종을 절제한 후에는 어떻게 하면 좋을까 … 117
사례2 CT만으로 암 진단 받았는데, 확실한가 … 120
사례3 PSA수치 '6'으로 암을 의심할 필요가 있을까 … 124
사례4 유방촬영검사에서 멍울이 발견됐는데 … 128
사례5 종합건강검진에서 폐에 음영을 발견했는데,
        정밀검사를 하는 편이 좋을까 … 132

방치치료

사례6 갑상선암, 방치하면 어떻게 될까 … 137
사례7 뼈 전이가 동반된 암이 과연 수술이 필요할까 … 141
사례8 1기의 자궁체암인데 수술하지 않고
        상태를 지켜보면 안 될까 … 144

방사선치료

사례9　같은 쪽에 재발한 폐암은 어떻게 해야 할까 … 148
사례10　3기 후두암, 수술이 확실하지 않을까 … 151

수술

사례11　의사가 전적출술을 권하는데 어떻게 하면 좋을까 … 155
사례12　광범위 자궁 적출술은 필요한가 … 158
사례13　수술 후 두 곳의 간 전이가 발견되었는데,
　　　　수술하지 않는 편이 좋을까 … 161
사례14　직경 2센티미터의 암, 수술을 꼭 해야 하나 … 164
사례15　건강하게 보였던 엄마가 암 선고를 받았는데,
　　　　수술이 필요한가 … 168
사례16　방광암에 수술이 필요한가 … 172
사례17　림프샘 제거에 전이방지 효과가 있는가 … 176

항암제

사례18　암덩이가 축소하고, 식욕이 회복된 것은
　　　　항암제의 효과인가 … 181
사례19　수술 후 호르몬요법은 필요한가 … 185
사례20　뼈 전이가 있는 암에 항암제치료는 필요한가 … 189
사례21　두 곳의 간 전이가 있어서 주치의가 항암제를 권하는데 … 192
사례22　수술 불능 상태의 폐암,
　　　　두 번째 항암제치료가 효과가 있을까 … 196
사례23　'항암제피해자 구제제도'가 미뤄진 것은 왜인가 … 199

대체요법

사례24 비타민C 대량투여치료는 효과가 있을까 … 204
사례25 암 환자인 친구가 현미채식으로 말라가고 있는데,
       괜찮을까 … 208
사례26 마루야마백신은 효과가 있나 … 212

종말기 의료

사례27 모르핀 알약을 복용 후
       구역질과 졸음에 시달리고 있다 … 217
사례28 독거인 말기암 환자는
       어디서 마지막을 맞이하면 좋을까 … 221
사례29 여성 환자에게 호스피스를 권하려면
       어떻게 해야 할까 … 225

4장 선진의료는 돈 낭비

입자선요법의 속임수 … 233
· 방사선치료가 유일한 해답일 수 있다
· 기술혁신으로 상황이 변했다
· 가장 큰 불안은 후유증
· 수술대국은 붕괴한다

면역요법은 사기 상술 ⋯ 246
- 인기의 비결은 탁월한 홍보전략
- 일본만의 특수현상

5장 암 치료로 의사에게 살해당하지 않으려면

결국, 치료의 방향은 환자가 결정한다 ⋯ 261

방법 1 왜 의사를 믿어서는 안 되는가
방법 2 '시한부 3개월' 선고를 받았다면?
방법 3 치료법에는 반드시 선택지가 있다
방법 4 그렇다면 최선의 연명대책은 있는가?
방법 5 세컨드오피니언은 꼭 필요한가?
방법 6 최선의 건강법은 무엇인가
방법 7 나를 해치지 않는다

글을 마치며 ⋯ 266

가부키 배우 나카무라 간자부로 씨가 사망했다. 뛰어난 재능과 소탈한 인품에 매료되었던 한 사람의 팬으로, 고인의 명복을 빈다.

사람들은 의아할 것이다. "입원 전날 골프대회에서 준우승을 할 정도로 건강했던 사람이 왜 수술 4개월 만에 유명을 달리한 걸까?" 세간에서는 그 점에 대해 '식도암이 상당히 진행되어 있었다고는 해도…… 역시 암은 무서운 병이다!'라는 식으로 받아들인다. 그렇지만 간자부로에게는 계속 배우를 하면서 더 오래 살 수 있었던 길이 있었다.

사회적 영향력이 큰 인물이 사망했을 때 담당의사는 그 경과와 사인을 공표해야 한다. 의료내용은 고인의 프라이버시와 관계가 없으므로, 공표해도 법적인 문제는 발생하지 않는다. 그렇지만 간자부로의 경우, 그러한 움직임은 보이지 않았다. 그래서 나는 간자부로의 진짜 사인을 밝혀보겠다는 생각을 하게 되었고, 그 생각이 이 책을 쓰게 된 동기가 되었다. 간자부로의 죽음을 헛되이 하지 않고 그 넋을 달래기 위해 내가 취할 수 있는 최선의 방법이라고 믿기 때문이기도 하다.

먼저, 보도된 사실에 기초해서 치료경과를 확인해보자. 2012년 6월, 종합건강검진에서 내시경검사를 통해 식도암을 발견. 암 전문 치료병원인 간켄아리아케병원(이하 간켄병원)에서는 '암은 초기 상태지만 림프샘 전이가 있다'고 밝혔으며, 항암제를 두 번 투여했다. 이어서 7월 27일 식도 전적출술 시술. 이 수술은 흉부와 복부를 열어 식도를 적출하고 위를 가슴 쪽으로 끌어올려 식도로 대용시키는 큰 수술로, 열두 시간이 소요되었다. 수술 후 회복은 무척 빨랐으며, 수술 다음날에는 병동 내를 20미터 걸었다. 이 무렵 간자부로는 무대 복귀에 대한 기대로 가슴 설레고 있었을 것이다. 그러나 상태는 8월 말에 급변한다. 폐렴에서 급성호흡곤란증후군(ARDS)으로 진행, 호흡곤란에 빠진다. ARDS 치료를 위해 병원을 두 번 바꿨지만, 결국 사망한다.

ARDS란 무엇인가? 정상 폐는 포도송이와 비슷한 모양을 하고 있다. 공기가 통하는 기관지가 촘촘하게 뻗어있고 그 끝에 포도송이 같은 허파꽈리가 풍선처럼 허공에 매달려 있다. 허파꽈리 벽에는 모세혈관이 있어서, 허파꽈리로 들어온 공기 중의 산소가 혈액으로 이행한다. 그런데 ARDS는 허파꽈리 조직이나 혈관에 장애가 생겨 수분이 새어나와, 허파꽈리 속이 액체로 채워지게 된다. 그로인해 허파꽈리에 공기가 들어가지 못하고 결국 신체가 산소부족 상태가 되는 것으로, 물에 빠져 폐에 물이 들어차 상태와 비슷하다.

1장

국민 가부키 배우, 나카무라 간자부로의 명복을 빈다

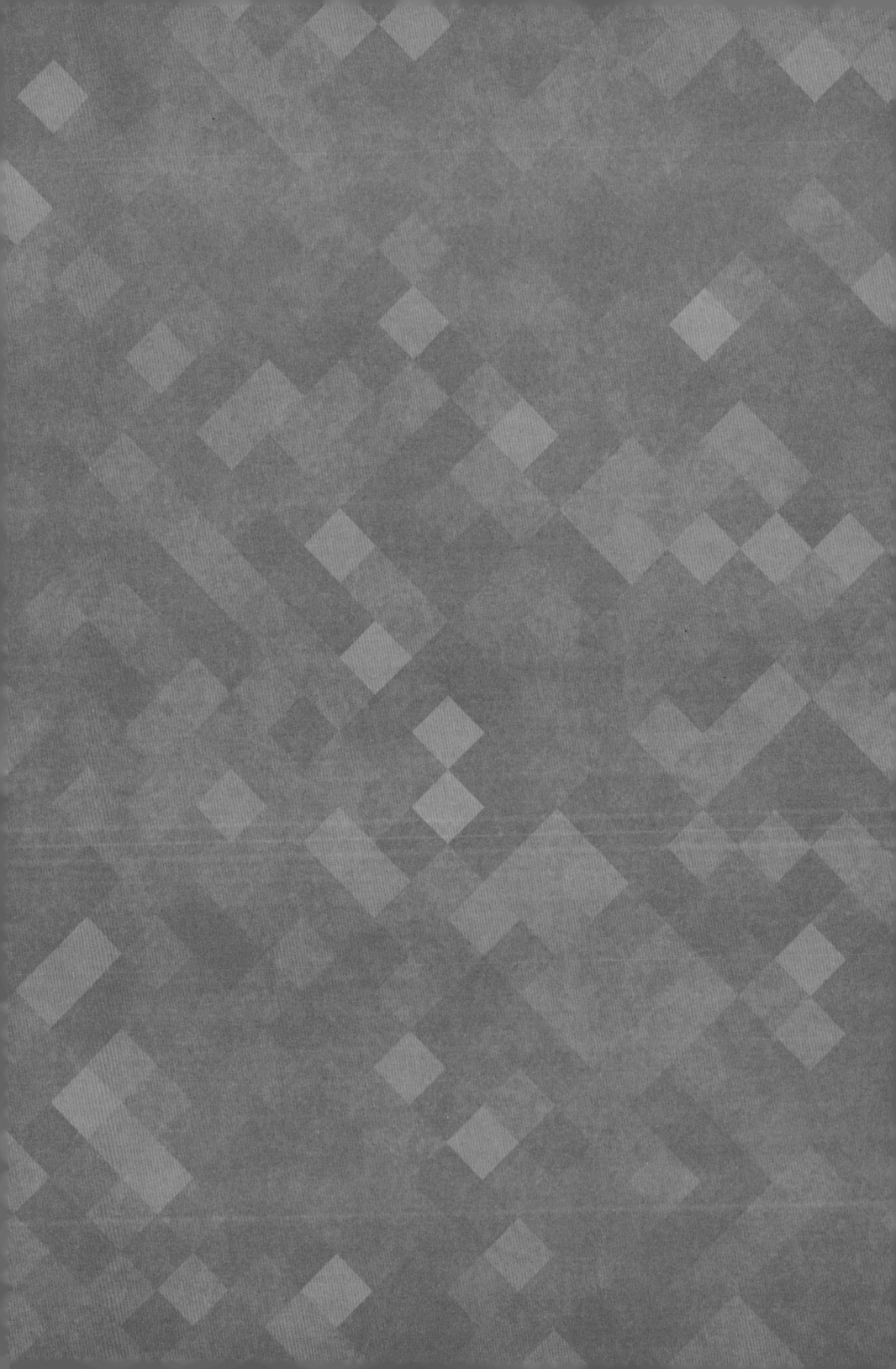

전적출술이
수명을 앞당겼다

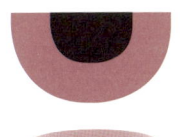

ARDS의 원인은 무엇일까. 발병 빈도는 다르지만, 폐렴, 위액(산)의 흡인, 심한 외상, 대량수혈, 폐 수술, 약물 등 폐 조직에 상처가 생기는 것이 원인이 된다. 간자부로의 경우는 암치료법을 설명한 후에 이야기 하겠다.

그렇다면 ARDS의 치사율은 어떨까. 전문가는 '치사율 40퍼센트 이상'이라고 하지만, 실제로는 그보다 높은 경우도 있고 낮은 경우도 있다. 그렇지만 암 치료 중에 생긴 ARDS는 치사율이 높아, 의학논문에서 60퍼센트, 70퍼센트 등의 수치를 확인할 수 있다. 간자부로의 경우처럼 인공호흡기까지 사용하게 되는 경우라면 치사율은 90퍼센트까지 치솟기도 한다. 또한 흡연자의 경우 담배로 인해 폐 조직이 이미 손상되어 있기 때문에 ARDS가 발병하기 쉽고, 중증화되기도 쉽다. 간자부로는 흡연자였다.

ARDS의 치료법은 무엇인가. 산소투여가 첫 번째다. 중증인 경우 인공호흡기를 사용하며, 나아가서는 인공 폐를 사용하는 에크모[5] 치료를 하는 경우도 있다. 더불어 스테로이드 등 각종 약물을 사용하지만, 특효약은 없다. 어찌되었든 간에 ARDS에 대해 의사들은 최선의 치료를 행한다. 그럼에도 불구하고 사망자가 끊이지 않는 이유는 ARDS가 발병한 순간에 원인, 상태의 경중, 환자의 연령과 체력 등에 의해 이미 운명이 결정되어 있는 측면이 있기 때문이다.

다음으로 암치료법을 검토해보자. 식도암 전적출술은 과연 타당했을까? 결론부터 말하자면, 수술을 선택하지 않고 방사선 치료를 했으면 좋았을 것이다. 식도를 남길 수 있으면서도 생존율은 같기 때문이다.

일반인들은 아마도 간자부로와 같은 경우는 드물 것이고, 전체적으로 볼 때 방사선보다 수술이 확실하고 치유될 확률도 높다고 생각할 것이다. 그렇지만 그것은 오해, 혹은 지식부족에 의

---

[5] 에크모(ECMO, extracorporeal membrane oxygenation): 체외막산소화장치. 심장과 폐의 기능을 보조할 목적으로 수술장 밖에서 심폐 바이패스 기법을 사용하는 치료다.

한 판단이다. 다수의 식도암 환자를 모아 제비뽑기를 하듯 무작위로 두 그룹으로 나누고, 각각 다른 치료법을 시행하는 '랜덤 비교실험'이 있다.(이하 비교실험.) 이는 치료 효과의 우열을 판정하는 데 있어서 가장 신뢰성이 높은 방법이다.

식도암 부문에서는 수술과 방사선을 비교한 실험이 세계적으로 최소한 여섯 번 있었다. 〈표 1〉에서 그 결과를 확인할 수 있다. 방사선의 생존 곡선이 약간이기는 해도, 수술보다 웃도는 것은 독자에게는 신선한 충격일 것이다.(J Clin Oncol 2007; 25: 1160).

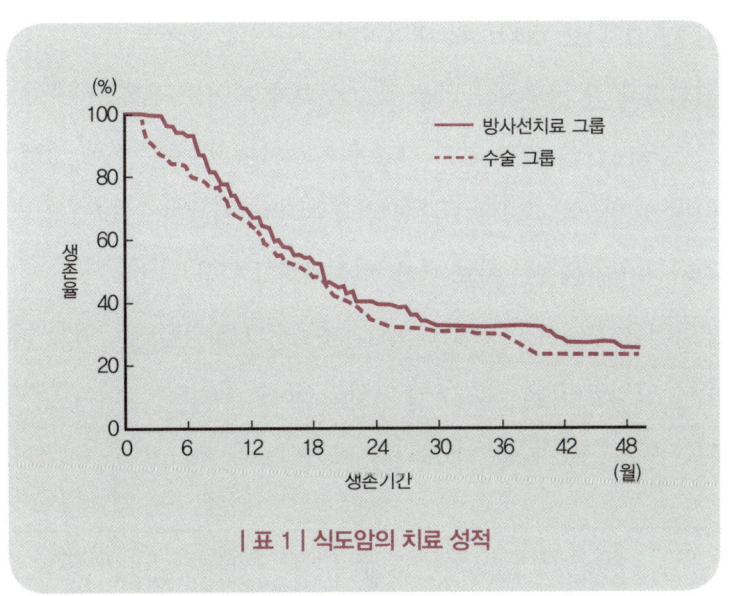

| 표 1 | 식도암의 치료 성적

이 실험에서는 먼저 환자 전원에게 방사선과 항암제치료를 한 후, 제비를 뽑아 두 그룹으로 나누었다. 그리고 한쪽에는 식도 전적출술, 다른 한쪽은 방사선과 항암제치료를 지속했다. 그래프에서는 전자를 수술 그룹, 후자를 방사선치료 그룹이라고 했지만, 양쪽 모두 항암제를 사용하고 있다는 점에 유의하기 바란다. 다른 다섯 건의 비교실험 결과도 마찬가지다. 항암제를 병용하지 않고, 수술과 방사선치료만을 비교한 실험도 있지만, 그 역시도 두 그룹의 생존율에는 차이가 없었다.(Cancer Treat Rev 2012; 38:599)

왜 치료법이 다른데도 생존율이 같을까? 식도암의 사인은 폐나 간 등 다른 장기로의 전이이기 때문이다. 이를테면, 식도의 원발병터[6]가 커져서 음식을 먹지 못하게 되어도 점적주사 등으로 영양보급을 하면 쉽게 사망에 이르지는 않는다. 이에 반해, 다른 장기로의 전이가 있으면 결국 사망에 이른다. 그리고 다른 장기전이의 유무는 치료 시작 전에 정해져 있다.

이러한 점에서 미루어 볼 때 간자부로의 원발병터는 작기 때문에 그것만이라면 '초기 암'이라고 할 수 있었다. 그러나 담당의는 치유확률이 30퍼센트거나 12퍼센트라 했다고 한다. 이처

---

6   몸의 한 부분에 생긴 병변病變이 다른 부분에도 전이된 경우, 처음 생긴 병변 부위를 이르는 말. 한편, 암이 전이된 병변 부위는 전이병터라고 한다.

럼 의사가 환자에게 두 가지 수치를 전하는 경우는 대부분 낮은 쪽의 수치가 진실이며, 높은 수치는 '위로'용이다. 30퍼센트와 10퍼센트라고 하지 않고, '12퍼센트'라는 구체적인 수치를 말한 것은 '암이 퍼진 상태로 보았을 때' 담당의가 상당한 근거를 갖고 있었기 때문으로 보인다.

이러한 점으로 볼 때 간자부로의 경우처럼 수술 전 검사에서 림프샘 전이가 발견되면, 이미 다른 장기로 전이되었을 확률이 크게 높아진다고 보아야 한다. 치유 확률이 12퍼센트라는 것은 림프샘 전이 수가 많아서 이미 장기로 전이되어 있을 확률이 '90퍼센트 가까이'라는 의미일 것이다.

이에 대해 역시 초기 식도암으로 수술을 받았던 서전 올 스타스[7]의 구와타 게이스케桑田佳祐는 2년 이상이 지난 현재까지 재발이 없는 듯하다. 이 사실이 간자부로의 식도암과는 성질이 다른, 즉 전이가 없는 암이라는 증거가 된다.

암은 초기라고 해도 '전이'의 유무로 나뉜다. 사실 노벨상을 수상한 야마나카 신야山中伸弥 교수의 연구 성과인 'iPS세포[8]'와

---

[7] 서전 올 스타스Southern All Stars: 1978년 싱글 앨범 〈마음대로 신드바드〉로 데뷔한 일본의 국민 혼성 록밴드.

[8] iPS세포induced Pluripotent Stem cell: 뉴도반능술기세뽀. 분화가 끝난 세포폴기세포를 분화이전의 세포 단계로 되돌린 세포로, '역분화줄기세포'라고도 한다. 2007년 11월 말 미국 위스콘신 메디슨 대학 제임스 톰슨 교수팀과 일본 쿄토대 야마나카 신야 교수팀이 각각 성인의 피부세포로 배아줄기처럼 전능성을 가진 줄기세포 iPS를 만드는 데 성공했다.

관계가 있다. iPS세포는 무한으로 증식 가능한 정상적인 '줄기세포'인데, 암에도 줄기세포가 있다는 사실이 밝혀졌고, 이를 '암 줄기세포'로 부른다. 실험실에서 iPS세포를 만들 때 암세포가 발생하는 경우가 있는데, 이 역시도 암줄기세포일 것이다.

위암, 폐암, 식도암 등 덩이를 만드는 고형암의 병터에는 수십억에서 수백억 개의 암세포가 포함되어 있다. 이것들은 모두 한 개의 암줄기세포에서 유래한다. 다른 장기의 전이병터도 그 기원은 암줄기세포에 있다. 그리고 이들 모든 것이 암줄기세포의 성질을 이어받고 있다. 다시 말하면, 암줄기세포에 전이하는 능력이 있는 경우에만 전이가 발생하며, 암줄기세포에 전이능력이 없으면 전이는 발생하지 않는다.

그리고 장기전이가 있으면 대장암 간 전이의 일부 예외를 제외하면, 치유는 불가능하다. 반대로 말하면, 장기로의 전이가 없으면 치유 가능성은 높다. 그리고 앞에서 말했다시피, 전이의 여부는 암줄기세포가 생겨날 때 정해진다. 결국 암의 치유 여부는 암줄기세포가 탄생한 순간에 거의 결정되어 있다. 이것이 수술과 방사선치료의 생존율이 같은 가장 큰 이유다.

그렇다면 치료 후에 생활의 질은 어느 쪽이 좋을까? 방사선치료는 식도가 남아 있기 때문에 치료가 끝나면 정상적인 일상생활로 복귀할 수 있다. 이에 반해 수술은 대용식도의 연결 부위가 막혀 삼키기 어려워지고, 수술 부위의 통증 등 후유증이 생기기 쉽다. 또한 위를 대용식도로 이용했기 때문에 음식을 저장하는 기능이 없어져 조금씩 밖에 먹을 수 없다. 만약 간자부로가 목숨을 건져 무대에 섰다고 해도, 홀쭉하게 야위어서 다른 사람이 되었을 것이다. 이처럼 수술은 생활의 질을 크게 떨어뜨린다. 수술은 말 그대로 '인공적인 큰 부상'인 것이다.

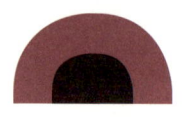

항암제로 인해
폐렴이 발생했다

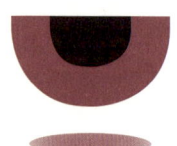

앞의 이야기를 들으면 대부분의 환자는 방사선치료를 선택할 것이다. 그럼에도 불구하고, 왜 간자부로는 수술을 받았을까. 내 생각으로는 담당의의 설명에 문제가 있었던 듯하다.

TV방송 인터뷰에서 간자부로는 "방사선치료도 있지만 재발이 많다고 하고"라고 말했다. 이 경우의 '재발'이란 식도의 원발병터의 악화, 즉 국소재발일 것이다. 그러나 사실은 수술을 해도 치료 부위에 재발하는 경우가 많다.

방사선치료에서 재발이 많다고 느껴지는 이유는 검사 수단에 있다. 방사선치료의 경우 식도가 보존되기 때문에 원발병터가 다시 악화된 경우에는 내시경 검사로 간단하게 발견할 수 있다.

이에 반해 수술은 식도가 제거되어, 대용식도에 해당하는 위 속을 내시경으로 검사해도 재발을 발견하기 어렵다.

게다가 수술은 국소재발을 증가시킬 위험도 있다. 장기전이가 있다는 것은 암세포가 이미 원발병터에서 혈관 속으로 들어가, 혈액 속을 돌아다니다 장기에 부착되었다는 것을 의미한다. 그렇다면 수술 시점에서도 암세포는 혈액 속에 있고 체내를 돌고 있다. 그러한 상태에서 메스를 대면 수술 부위의 저항력이 떨어지고, 그 부위에 혈액 속 암세포가 붙어 폭발적으로 증식한다. 메스를 댄 부위에 전이된다는 의미에서, 나는 이를 '국소전이'라고 이름 붙였다. 전이 능력이 있는 암인 경우, 수술은 국소전이를 증가시켜 수명을 단축시키는 방향으로 움직인다.

간자부로의 이야기로 돌아가자. 간자부로가 방사선치료 후의 국소재발을 걱정하고 있었다는 점을 미루어 볼 때 담당의가 수술 후의 국소전이에 대해서는 설명하지 않고, 방사선치료의 단점만을 말했던 듯하다.

왜 그런 식으로 설명했을까? 이유는 일본의 암 진료체제에 결함이 있기 때문이다. 세간에서는 간켄병원을 좋은 병원으로 보고 있다. "최고의 '암 병원' 대연구"라는 특집기사(《문예춘추》 2012년 10월호)에서도 호평을 받은 바 있다. 실제로도 간켄병원에서는 팀 의료를 실시해서 각 진료과의 의사들이 모여 각 환자들의 치료

방침을 검토하고 있는 듯하다. 그렇지만 내용이 문제다.

일본의 의료계에서는 외과나 산부인과 등 메스를 잡는 의사들(이하 수술의)과 방사선치료의들의 이해관계가 첨예하게 대립한다. 식도암뿐만 아니라, 혀암, 1기 이상의 자궁경부암, 근육 층에 침투한 침윤성 방광암 등 방사선치료라면 장기를 보존시켜 후유증이 적고, 더구나 생존율이 수술과 다르지 않은 '암의 종류'가 많기 때문이다. 이 사실을 알게 되면 이런 수술을 받는 환자는 없어질 것이다.

그런데 일본에서는 이들 환자 대부분이 수술을 받고 있다. 주치의인 수술의가 지체 없이 수술을 해버리고, 방사선과로 넘어가는 경우는 수술 불가능으로 판단된 환자나 재발·전이가 된 환자들뿐이다. 방사선치료의가 이의를 제기하면, 수술의는 이를 무시하고 다음날부터는 재발·전이가 된 환자도 방사선과로 넘기지 않는다. 방사선치료의의 대부분은 그 불안감에 사로잡혀 수술의의 '하녀' 입장에 만족해온 것이다.

팀 의료를 시행하기 시작한 현재도 방사선치료의의 마음에는 그 불안감이 남아있다. 방사선치료를 강하게 주장하면, 수술의들의 업무를 없애는 결과가 되며 여러 가지 의미에서 그것은 자신들에게 좋지 않다는 식으로 자제하는 방향으로 작용하는 것이다. 또한 수술을 하고 싶은 마음에 무모하게 덤비는 수술의가 환자를 담당하고 있다. 만약 환자가 세컨드 오피니언[9]을 듣기 위해 방사선과로 간다고 해도 방사선치료의는 수술의를 의식해서 입을 꼭 다문다. 그 결과, 치료방침은 계속해서 수술 중심으로 이어지는 것이다. 따라서 환자와 가족이 세컨드 오피니언을 필요로 하는 경우 다른 병원의 방사선과를 방문하는 것이 좋다.(국립암연구센터나 게이오대학병원 등도 마찬가지이므로 주의가 필요하다.)

다시 ARDS 이야기로 돌아가자. 간자부로의 경우, 폐렴에서 ARDS로 되었다고 하는데, 폐렴을 일으킨 원인은 무엇일까? 식도 전적출술만으로도 ARDS가 발생하는 경우가 있지만, 빈도는 비교적 낮아서 1퍼센트라는 보고가 있다.(J Thorac Cardiovasc Surg 2006; 132: 549) 그렇다면 100명 중 한 명밖에 발생하지 않는 극히 드문 사태가 간자부로에게 우연히 생겼다기보다는, 발병빈도를 높이는 원인이 달리 있고 대부분의 사람이 직면할 수 있는 사태의 한 경우로 그에게 ARDS가 발병되었다고 생각하는 편이 합리적이다.

독자들도 이미 눈치 챘겠지만, ARDS의 발병 위험성을 높이는 것은 항암제로 보인다. 항암제로 발생하는 폐렴에는 두 종류가 있다. 하나는 세균이나 바이러스에 의한 폐렴으로, 항암제로

---

9 세컨드오피니언second opinion: 의사의 진단이 납득되지 않는 경우, 환자가 다른 의사의 의견을 묻는 일을 뜻하는 일본 조어.

인해 백혈구가 감소하여 발생한다. 다른 종류는 간질성 폐렴으로, 항암제가 허파꽈리 벽에 상처를 주고 그에 반응해서 폐렴이 발생하는 것이다. 과거 폐암의 분자표적항암제인 이레사Iressa로 치료사한 사람이 속출해서 사회문제가 되었던 적이 있었는데, 그 대부분이 간질성 폐렴이었다. 폐렴이 ARDS로 이행해 사망했을 것이다.

통상적인 항암제도 폐합병증으로 급사하는 경우는 상당히 많다. 항암제는 정식으로 '독약'으로 지정되어 있는 맹독인데, 인체 조직 가운데, 폐는 특히 이에 취약한 부분이다. 연예 리포터인 나시모토 마사루[10]가 2010년 8월에 사망했던 것도 폐암이 원인이 아니라, 사망 2개월 전부터 받았던 항암제치료가 원인이다. 항암제로 인해 폐렴이 발생하고 폐렴이 악화되어 ARDS가 되었던 것으로 보인다.

---

10 나시모토 마사루(梨元勝, 1944~2010): 예능 리포터이자 배우. 30년 이상 정열적으로 활동했으나 2010년 6월 폐암 사실을 발표하고, 그해 8월에 사망했다.

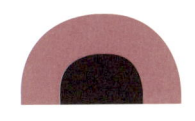

방사선 치료가 유리하다

　그렇다면, 간자부로는 어떻게 했다면 치료사를 피할 수 있었을까? 첫째는 항암제를 맞지 말아야 했다. 항암제는 전이를 막을 수 없기 때문에 투여해도 수술만 했을 때의 효과를 넘어설 수 없으며, 독성으로 인해 수명을 단축시킬 뿐이다. 앞에서 얘기했듯이, 간자부로가 수술 다음날에 보행이 가능했었다는 점을 생각하면 항암제를 맞지 않았으면 무대로 복귀할 수 있었을 것으로 보인다.

　단, 식도암은 수술을 받으면 합병증으로 사망할 위험성이 크다. 환자의 연령이나 체력에 따라 다르기도 하지만, 앞에서 밝힌 논문에 따르면 수술 후 입원 중에 사망한 사람이 4퍼센트다.(항암제는 투여하지 않았다.) 또한 앞서 말했듯이, 이 논문에서 ARDS의 발병률은 1퍼센트였다. 그렇다면 3퍼센트는 ARDS 이외의 합병증으로 사망한 것이 된다.

따라서 치료를 받으려면 방사선이 낫다. 방사선치료만 한다면 수술보다 훨씬 안전하기 때문이다. 그렇지만 현재는 방사선치료에도 위험이 많다. 항암제를 병용하는 '화학방사선요법'이 유행하고 있기 때문이다. 그렇게 되면 6개월 이내에 사망할 가능성이 7퍼센트 전후나 된다.(표1 참조)

개인적인 의견으로는, 음식이 목에 걸리는 등의 증상이 없는데 정기검진이나 종합건강검진에서 발견된 식도암이라면 수명 연장과 생활의 질을 위해서 수술도, 방사선치료도, 항암제치료도 받지 않고 암으로 진단된 사실 자체를 '잊는 것'이 가장 좋다. 이유는 초기 암이라고 해도 다른 장기로 전이되면 어떤 치료를 해도 낫지 않기 때문이고, 전이가 없으면 식도암이라고 해도 그저 종기 같은 것이기 때문이다. 전이 능력의 유무는 '암 줄기세포'가 생겨났을 때 이미 결정되어 있어서, 발견 당시까지 전이가 없었다면 방치해도 전이되지 않는다는 것을 의미한다.

만약 방치해두었는데 다른 장기로 전이가 있는 것은 원발병터가 느리기는 하지만, 커질 거라는 것을 의미한다. 전이가 없는 것 중에도 원발병터가 커지는 경우가 있을 수 있다. 치료는 그렇게 된 후에 검토해야 한다.

그런 경우의 치료 방법도 수술이 아닌 방사선치료로 하고, 항암제는 억제한다. 고령일수록, 흡연력이 길수록 항암제는 위험해진다. 그러나 입자선치료는 필요 없다. 중입자선은 심각한 장애가 발생할 위험성이 높고, 양성자선은 통상적인 리니액 장치[11]의 엑스선과 효력은 거의 마찬가지기 때문이다. 또한 암세포만을 표적으로 하는 핀포인트 조사照射도 좋지 않다.(이에 관한 내용은 4장 참조) 방사선치료를 받으면 원발병터의 대부분은 축소·소실된다. 그 후에 원발병터가 다시 커져서 식사를 할 수 없게 되었다면, 내시경으로 보면서 환부를 넓혀가는 방법이 있다.

간자부로의 경우, 그러한 대처법을 취했다면 틀림없이 적어도 1년에서 3년은 살 수 있었을 것이다. 암은 증상이 없으면 발견해도 방치해두는 편이 낫기 때문에 정기검진이나 종합건강검진을 받고 식도암을 발견하는 것은 역효과다. 세간에서는 간자부로가 종합건강검진을 1년 빼먹어서 암이 손을 쓸 수 없는 상황이었다고 보는 견해도 있지만, 이는 오해다. 만약 1년 빨리 발견했다 하더라도, 이미 전이가 있었기 때문에 같은 치료를 좀 더 일찍 받았다 하더라도 역시 사망했을 것이다. 정기검진이나 종합

---

11 리니액 장치 linear accelerator: 선형가속기. 초고압 방사선발생 장치의 하나.

건강검진은 받지 않는 편이 오래 살 수 있는 길이다. 간자부로는 암 조기발견 신화와 자신들의 영역을 늘리려는 의사들의 방자함에 살해당했다고밖에 판단할 수 없다.

'오호, 애재라! 가부키계의 더없이 귀한 보배가······.'라고 쓰기 시작하자 눈물이 흐른다. 아무 관계가 없는 나 같은 사람도 이럴진대, 본인은 병실 침대에서 얼마나 원통했을까. 그의 죽음이 암 치료 개혁의 원동력이 되길 진심으로 바란다.

결국 사망원인은 수술이다

이상의 원고를 〈문예춘추〉에 기고한 후, 간자부로의 치료경과에 대한 새로운 사실이 보도되었다.(〈AERA〉 2012년 12월31일~2013년 1월 7일 합본호) 그 사실들은 간자부로가 수술사망이라는 결론에는 영향을 미치지 않지만, 독자의 이해가 한층 깊어질 것이므로 설명하겠다.

첫 번째 새로운 사실은 ARDS의 직접적인 원인이 '이물흡인'이었다는 것이다. 기사에 따르면, 수술 후 6일째인 8월 2일, '심한 구토가 있었다' '대량의 쓸개즙이 폐로 들어가 폐가 탄 상태가 되었다'고 한다. 흡인으로 인해 폐로 흘러들어가는 것은 쓸개즙뿐만이 아니다. 위와 장에서 분비된 소화액도 함께 폐로 흘러

들어간다. 그 결과, 폐 조직이 녹아내려 폐렴 또는 ARDS에 빠진 것이다. 이 흡인이 생긴 것도 수술 탓이다. 상세하게 살펴보자.

식도암 수술은 위의 양끝을 자른 후 끌어 올려 대용식도로 만든다. 그러면 위가 본래 갖고 있는 들문과 날문의 기능이 없어진다. 들문은 식도에서 위로 들어가는 입구로, 평상시에는 닫혀 있어서 물질이 들어오는 것을 막는다. 그래서 자고 있어도 위 속의 물질이 역류하지 않는다. 날문은 위에서 십이지장으로 나가는 출구로, 십이지장에는 쓸개관이 열려있어 쓸개즙이 나온다. 위에서 내려온 음식물은 십이지장에서 쓸개즙, 이자액, 위액과 섞여 소장으로 보내진다. 날문은 십이지장에서 위로 역류하는 것을 막고 있는 것이다.

그런데 식도제거 수술은 들문과 날문을 모두 제거한다. 그래서 소장과 십이지장에 있는 물질이 대용식도 쪽으로 올라가기 쉽다. 옆으로 누워있으면 중력이 작용하지 않아서 더욱 역류하기 쉬워진다. 한편, 보도에 따르면 간자부로의 병터는 경부식도, 즉 식도의 입구 부근이었던 듯하다. 그렇게 되면 경부부근의 림프샘을 절제할 때 신경이 손상되기 쉽다. 다시 말해, 삼키는 기능과 구토 시 방어기능이 손상되기 쉽다는 의미다. 보통 술에 취해 쓰러진 채 구토를 해도 구토물이 기관 쪽으로 가지 않는 것은 기관을 덮는 후두덮개가 있기 때문이다. 수술의 영향으로 그 기능이 저하되었고, 이에 더해 흡인을 조장한 것이라고 생각한다.

또 다른 새로운 사실은 ARDS 치료를 위해 다른 대학병원으로 옮기고 며칠 후, 간켄병원의 담당의들이 조직검사 결과를 알리기 위해 그 대학병원으로 찾아갔던 일이다. 그리고는 "좋은 소식입니다. 암은 전혀 발견되지 않았습니다."라고 전했다고 한다. 항암제로 암세포가 사라졌다는 것이다. 이는 '격려'로 볼 수도 있다. 암이 치유될 가능성이 있으니까, ARDS와 힘껏 싸우십시오, 라는 격려 말이다. 그러나 병원을 옮긴 시점에서 ARDS에서 회복하기는 거의 절망적인 상태였다는 사실을 생각하면, 객관적으로 볼 때 밉살맞은 짓이다. 그럼에도 결과를 알리러 간 것은 우리 의사들은 올바르게 대처했다, 라고 전하고 싶은 행동이었을 뿐이다.

그러나 만약, 현미경검사에서 암세포가 발견되지 않았다고 해도 치유는 되지 않는다. 항암제치료로 암세포가 사라진 것처럼 보여도 장기전이가 있으면 반드시 재발하기 때문이다. 생존율 12퍼센트라는 것은 항암제까지 처치했을 때의 수치다. 더구나 암세포가 발견되지 않았다는 점도 이상하다. 수술 전 식도암 환자에게 항암제치료를 한 일본의 연구결과가 있다. 그 연구에 따르면 암이 사라졌다고 판정된 사람은 164명 중 4명(2.4%)이다. 100명이 항암제치료를 받아도 97명 이상에게는 암이 사라지지

않은 것이다.(Ann Surg Oncol 2012; 19: 68)

결국 간자부로의 암세포가 사라졌을 가능성도 단 몇 퍼센트에 불과했을 것이다. 복권에 당첨되기보다 어려운 확률이 간자부로에게 일어났다는 것은 거의 불가능하다고 보는 것이 합리적이므로, 의사들이 일부러 거짓말을 했다고 생각할 수밖에 없다.

2장

먼저 암을 이해하자

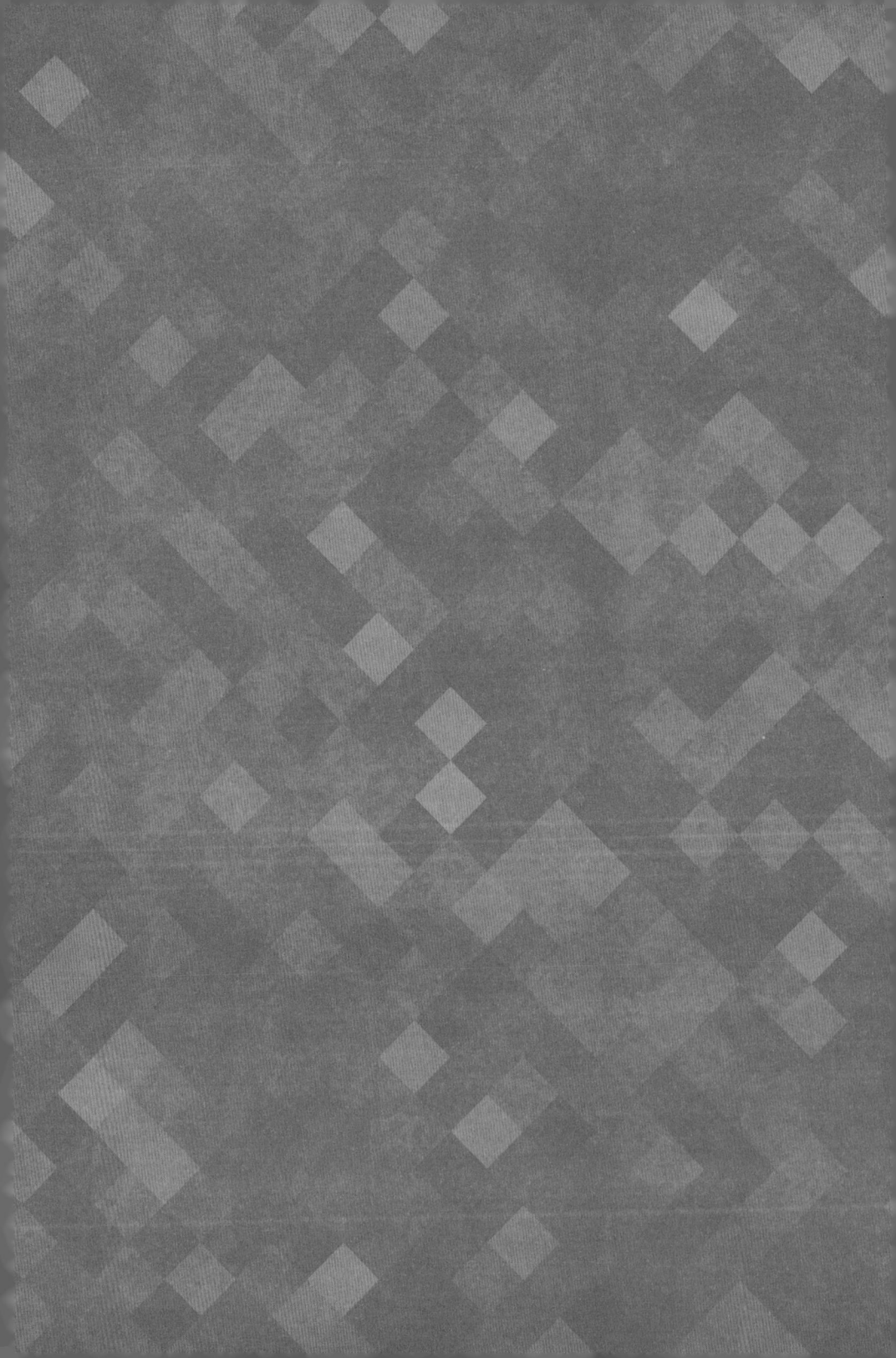

암은 방치해도 고통스럽지 않다

옛날 사람들은 암을 어떻게 대했을까

― 암은 영어로는 캔서Cancer, 독일어로는 크레브스Krebs라고 한다. 양쪽 모두 '게crab'를 의미하는 말이다. 모두 유방암의 모습을 비유해서 붙여진 것이다. 유방암이 자라 암세포 덩이가 피부 위로 불룩 솟으면 등딱지가 울뚝불뚝한 게가 가슴에 달라붙어있는 듯한 모양이 되기 때문이다. 암은 한자로는 종기 '암癌'인데, 옛날에는 바위 '암嵒'이라고도 썼다. 이 역시 유방암의 모습이나 딱딱함에서 연상되었을 것이다.

유방암이 '암'의 대명사처럼 된 것은 검사 방법이 없던 시대에도 육안으로 진찰이 가능했기 때문일 것이다. 그 밖에도 피부암이나 혈암도 육안으로 확인할 수 있다. 한편, 검사 방법이 없고 수술이나 해부도 불가능했던 시대에는 위암이나 폐암 등 가슴이나 뱃속의 '암'은 그 존재 자체도 알려지지 않았던 것 같다.

그렇지만 태고시절부터 암은 내장에도 있었다. 고대인의 유골을 조사해보면 암이 뼈에 전이되었던 흔적을 발견할 수 있다. 물론, 이집트 미라에서 발견된 암이 뼈로 전이된 빈도는 상당히 낮다. 과거에는 발암률이 훨씬 낮았다고 생각할 수 있을 것이다. 그러나 ①이집트에서는 미라를 만들 때 부패하기 쉬운 내장을 제거했기 때문에 미라를 조사해도 암 원발병터가 발견되지 않는 점, ②그 당시는 평균수명이 30세 이하였기 때문에 암이 주로 발생하는 연령까지 이르는 사람이 적었다는 점에서 발암률이 낮았다고 단정할 수는 없다.

현대인은 암을 방치하면 통증으로 괴롭다는 생각을 갖고 있다. 통증이 두려워서 암 진단을 받으면 치료하겠다고 생각하는 사람이 적지 않을 것이다. 그런데, 암을 방치하면 정말로 통증 때문에 고통스러울까? 이에 대해서는 암이라고 밝혀져도 수술을 할 수 없었던 시대의 기록이 참고가 된다.

일본 11대, 13대, 15대 수상을 지냈던 가쓰라 다로[12]는 위암으

12 　　가쓰라 다로(桂太郎, 1848~1913): 도쿠가와 막부를 무너뜨리고 메이지 유신의 출발에 기여한 일본의 군인이자 정치인.

로 사망했으며, 발병부터 사망까지의 상태가 당시 신문에 상세하게 보도되었다. 기사의 내용을 요약하면 다음과 같다.

"1912년 3월, 식욕부진이 있었으나 다른 이상은 없음. 그 이후도 식욕부진은 지속. 다음 해 봄에는 전신쇠약과 빈혈이 인정되어 전지요양을 했으나 차도가 없었으며, 같은 해 6월에는 상복부에 혹 같은 것이 만져졌고, 전신쇠약과 빈혈이 극심해졌다. 마침내 유동식밖에 섭취할 수 없게 되었고, 극심하게 쇠약해져 거동할 수 없게 되었지만, 의식은 청명했고 대화와 수면도 평상시와 같았다. 동통이나 구토 등 눈에 띄는 고통은 없었으며 대소변에도 이상이 없었다."

다른 기사를 보면 "요컨대, 일반적인 용태는 계속해서 악화되었다. 그리고 공△은 작은 고통도 느끼지 못하는 듯, 병문안을 온 사람이 있으면 반드시 웃는 얼굴로 맞이했고, 의식은 아주 맑을 때가 많았다."라고 보도했다. 그리고 1913년 10월 10일 낮부터 혼수상태에 빠졌고, 그날 밤 사망했다.

위의 경과를 볼 때, 위암을 방치한 경우 식사를 할 수 없게 되어 전신쇠약이 오기는 하지만, 의식은 임종 직전까지 총명했고, 통증도 없었다는 사실을 확인할 수 있다. 단, 역사에 이름이 남을 만한 인물이었던 만큼 통증이 있었어도 견디며 밝게 행동했을 가능성을 배제할 수는 없다.

통증을 호소하지 않는 말기 암 환자도 많다

그런데 오래된 문서에는 서민에 대한 기록은 없다. 또한, 현대인은 암을 발견하면 수술이나 항암제 등으로 치료하기 때문에 암을 방치했던 경우에 대해서도 역시 알 수 없다.

그러던 중 최근에 중요한 자료가 공표되었다. 노인요양시설에서 근무하는 현직 의사가 자신의 저서 『편히 죽으려면 의료를 멀리하라』[13]에서 말기암 환자의 모습을 담은 것이다. 책의 일부를 인용 해보면, 여기서 다루고 있는 말기암 환자는 남성 24명, 여성 28명이다. 암의 종류와 환자의 수는 다음과 같다.

- 위암 10명
- 간암 8명
- 폐암 6명

---

13 원서는 『大往生したけりゃ醫療とかかわるな』, 中村仁一, 幻冬舍(2012년 1월)

- 대장암 5명
- 유방암, 전이성 간암 각 3명
- 담낭암, 전립선암, 다발골수종, 췌장암, 충수암 각 2명
- 구강저부암, 방광암, 후두암, 악성중피종, 급성백혈병, 경부전이암, 뇌전이암 각 1명

이 책에 따르면 이들은 임종 직전까지 통증을 호소하지 않았으며, 잠을 자듯 조용히 죽음을 맞이했다는 것이다. 주의할 것은, 환자들은 고령이었고 대부분 치매상태였다는 점이다. 암을 방치한 것은 본인의 뜻보다 '나이도 나이고, 더 이상 고통스럽게 살고 싶지 않다'는 가족의 희망에 의한 것이었다.

따라서 이 사례들로는 의식이 총명하고 판단능력이 충분한 사람이 말기 암 상태가 되었을 때에도 통증이 없다고 판단하기는 어렵다. 그렇지만 통증이 있다면, 치매 상태거나 의식이 흐린 상태라 하더라도, 최소한 고통스러운 표정 정도는 보였을 것이다. 그러한 모습이 보이지 않았다는 것은 정말로 통증이 없었기 때문은 아닐까? 이렇게 많은 환자들, 더구나 '다양한 종류'의 암으로, 말기 암 상태가 되었어도 고통스러워하지 않았다는 것은 놀라운 일이다.

또한 이 책에서는 최근에 사용하기 시작한 용어인 '인지증'이

아니라, '치매'라는 옛 용어를 사용한다. '인지'는 '인지하다'의 명사형이어서, 신체 어딘가의 상태가 나쁘다는 것을 의미하는 '증'과 결합하는 것은 무리가 있으며, '인지증'은 어떻게 읽어도 치매상태를 연상시킬 수 없기 때문이다. '인지불능증'이라면 그나마 이해가 가지만.

　중요한 부분이므로, 의식이 명료한 경우도 검토해보자. 치매 노인과 달리 통증을 느낄까? 『암과 싸우지 마라(2013년 7월 국내 출간)』[14] 출간 이후, 내가 근무하는 외래과에 암 방치치료를 희망하는 많은 사람들이 찾아왔다. 그 중에는 전이가 있는 말기 암 상태의 환자도 몇 명 있었다. 위암, 폐암, 식도암, 자궁경부암, 간암, 각종 암에서 전이된 간암 등을 앓는 사람들이었다. 나는 ① 암을 치료하지 않고 방치하는 것은 합리적인 대처법이라고 생각하고 있으며, ②환자 본인도 그것을 합리적이라고 생각해서 방치를 희망하는 경우에는 정기적으로 진찰해왔다. 그 결과, 암을 방치한 경우 원칙적으로 통증이 발생하지 않는다는 점을 확인할 수 있었다. 단, 약간의 예외가 있는데 이에 대해서는 이후에 설명하겠다.

　위의 방치환자와는 별도로 내가 근무하는 방사선치료과에는

14　원서는 『患者よ、がんと闘うな』, 文藝春秋(2000년 12월)

다른 진료과나 병원에서 다수의 말기 암 환자가 치료목적으로 의뢰를 하고 찾는다. 그래서 이 사람들을 통해서도 암의 말기 상태가 어떤지 배울 수 있었다. 수십 년 전에는, 죽기 직전까지 집에 있다가 말기 암이라는 것을 알게 되어 방사선과로 실려 온 사람들이 많았지만 대부분이 통증을 호소하지 않았다. 그들은 이후 방사선치료를 받았기 때문에 '암'을 순수하게 방치했다고는 할 수 없지만, 치료를 하지 않고 말기 암 상태로 있어도 통증이 없다는 증거는 될 수 있다.

그렇다면 왜, 통증이 없을까?

― 그러면 암을 방치해도 통증이 없는 이유는 무엇일까. 그 이유를 알기 위해서는 먼저 사람이 암으로 인해 사망하게 되는 과정을 알아야 한다.

과거에 '악액질惡液質'이라는 말이 있었다. 말기 암 상태를 표현하는 의학용어로, 체중이 줄어 뼈와 피부만 남은 듯 마르고, 볼이 홀쭉하게 꺼지고, 눈이 움푹 들어간, 무기력한 모습을 가리켜, '저 환자는 악액질이 되었다'고 말했다. 그것이 말기 암환자의 전형적인 모습이었던 것이다. 실제로, 다수의 암 환자를 진료하고 있는 의사는 환자의 겉모습에서 '얼마 남지 않았다'고 알게 되는 경우가 있다. 악액질이라고 표현되는 얼굴모습으로 판단하는 것이다.

나는 암세포에서 악액질 형성인자라고도 할 수 있는 특수한 물질이 나오기 때문에 악액질의 모습을 띠게 되는 것은 아닌지 여러 가지 조사를 해보았다. 하지만 그러한 물질은 발견되지 않았다. 생각해보면 암세포라고 해도, 정상세포에서 나뉜 것이므로 원래 정상세포에 존재하지 않는 물질이 만들어질 리가 없는 것이다. 악액질 상태란 기아 상태의 다른 표현일 것이다. 앞서 얘기한 가쓰라 다로처럼 암 때문에 충분한 식사를 할 수 없게 된 것이 원인이 되어 야위게 되었다면 설명이 된다.

결국 암을 방치한 경우 죽음을 부르는 원인은 원발병터가 커져서 주변으로 물리력이 가해지기 때문이다. 이 물리력이 중요 기관을 압박해 기능을 저하시키기 때문에 살아갈 수 없게 되는 것이다. 기능저하의 예를 살펴보자.

먼저, 뇌종양은 종양이 커지면 머리뼈 내의 압력이 높아져 뇌 조직이 머리뼈에 짓눌려 사멸한다. 전신의 기능을 총괄하는 뇌 조직이 죽으면 당연히 사람도 죽게 되는데, 이 경우 의식이 점점 흐려져 잠들 듯 죽을 수 있다.

위암이나 식도암의 경우, 커진 암 종양이 위나 식도의 내강內腔을 서서히 막는다. 그 결과 음식물이 통과하기 어려워져서 자연히 식사량이 줄고, 야위어 악액질로 표현되는 상태에 이른다. 임종 시에는 의식이 흐려지면서 온화한 죽음을 맞는다.

간·담도계의 암인 경우, 죽음에 이르는 경로는 두 가지가 있다. 하나는 간 속에서 종양이 커진 만큼 정상적인 간 조직이 사멸해서 일어나는 간기능상실이다. 간은 체내의 노폐물 '처리공장'인데, 80퍼센트가 손상되어 정상으로 기능하는 간 조직이 20퍼센트 정도로 줄게 되면, 노폐물을 제대로 처리하지 못해서 체내에 노폐물이 쌓여 사망하게 된다. 이 경우 노폐물이 뇌에 작용해서 뇌 조직의 활동을 약화하고 의식을 흐리기 때문에 환자는 잠들 듯 죽음을 맞게 된다.

또 하나의 경로는, 담도에 암 종양이 생겨 기능상실이 되는 것이다. 종양이 담도를 막아 간에서 만들어진 담즙이 담도를 통과할 수 없게 되면, 담즙과 함께 배설되어야할 '빌리루빈[15]이 전신의 혈액 속으로 역류하고 체내의 각 조직에 쌓여 '황달'을 일으킨다. 그 결과 죽음에 이르는데, 이 경우도 점점 의식이 흐려지다 사망한다.

암으로 인해 콩팥기능장애가 일어나는 경우도 있다. 콩팥은

---

15   빌리루빈bilirubin: 담즙 색소를 이루는 등황색 또는 붉은 갈색의 물질. 노화된 적혈구가 붕괴될 때 헤모글로빈이 분해되어 생기며, 이것이 혈액 속에서 증가하면 황달을 일으킨다.

체내 노폐물의 또 다른 처리공장으로, 노폐물은 소변으로 옮겨지고 요관을 지나 방광에 쌓이고 요도를 따라 배설된다. 이 통로의 어딘가가 막히면 노폐물이 소변에 정체해서 체내에 쌓이고, 요독증이라고 불리는 콩팥기능장애를 일으키게 된다. 방광암, 자궁경부암, 전립샘암이 콩팥기능장애를 일으킬 가능성이 있다. 이러한 암을 방치한다고 반드시 콩팥기능장애를 일으키는 것은 아니며, 종양이 생긴 장소가 우연히 소변을 막게 되는 위치일 경우에 콩팥기능장애가 생긴다. 한편, 콩팥은 두 개가 있어서 한쪽에만 암이 발생한 경우 콩팥기능장애는 발생하지 않는다. 콩팥기능장애도 체내에 쌓인 노폐물이 일종의 마취제로 뇌에 작용하기 때문에 신경 활동이 둔해져서 잠들 듯 사망하게 된다.

이상으로, 각종 장기의 기능저하 상태를 보면 모두 통증이 없다는 것을 알 수 있다. 원리적으로는 사람은 암을 방치하면 잠들 듯 죽을 수 있는 것이다. 이는 생각하기에 따라서 자연의 섭리 또는 큰 축복이라고 해야 할 것이다.

또한 암을 방치했을 때 종양이 어느 정도의 크기가 되면 사망에 이르는지는 암이 처음 생긴 장기에 따라 다르다. 암의 크기가 작아도 사망에 이를 가능성이 있는 것은 담도암, 특히 총담관암이 대표적이다. 간 속에 있는 무수히 많은 가는 담관은 강의 지류가 모여 큰 물줄기를 이루는 것과 비슷해서, 합류를 반복하면서 마지막으로 총담관이 되며, 십이지장으로 주입된다. 이 총담관을 막아 황달을 일으키는 데에는, 단 1센티미터 정도의 종양으로도 충분하다.

위암이나 방광암의 경우, 얼마나 빨리 기능저하를 일으키는지는 종양이 발생한 장소에 따른다. 예를 들어, 위는 입구와 출구가 좁고 중앙부는 넓다. 그래서 중앙부에 생긴 종양은 직경이 10센티미터가 되어도, 음식물 통과에 장애를 주지 않는 경우도 적지 않다. 이에 반해, 출구와 입구에 생긴 종양은 2~3센티미터 크기라도 음식물을 통과시키지 못하게 되는 경우가 있다.

방광암도 요도에서 떨어진 곳에 생긴 종양은 상당한 크기에 이르지 않으면 요도를 막지 않는다. 그러나 요도와 가까운 곳에 생긴 종양은 작아도 요도를 막기 쉬우며, 위암의 케이스와 비슷하다.

통증이 발생하는 예외적인 경우가 있다

― 그렇지만 원발병터가 커진 것이 원인이 되어 통증이 발생하는 경우가 없다고 단언한다면, 그것은 거짓말이다. 복통이나 등 부위 통증이 있어서 검사한 결과 위암이나 췌장암이 발견되는 경우도 있다.

이는 암 종양이 발생한 장소에 따르는 듯하다. 예를 들어 위암이 위 중앙에 생기면 앞서 말했듯, 상당한 크기에 이르기 전까지는 음식물이 통과하는 데에 지장을 주지 않으며 환자는 계속 살수 있다. 하지만 암세포가 위 밖으로 나와 자랄 수 있는 시간적 여유가 생기고, 증식한 암이 신경에 침두해서 통증을 발생시키는 것으로 보인다.

췌장암의 경우도 담관폐색에 의한 황달이나 십이지장폐색에 의한 음식물 통과 장애가 쉽게 발생하지 않는 경우에는 암세포가 가까이 있는 신경에 침투할 시간적 여유가 주어져 통증이 발생하는 것이다.

어느 정도의 빈도로 통증이 발생하는지에 대한 제대로 된 통계는 없다. 그러나 앞서 말한 노인요양시설에서의 경험으로는 52명 중 아무도 통증이 없었기 때문에 통증이 발생하는 예외적인 경우는 상당히 드물다고 생각할 수 있다.

물론, 빈도에 관해서는 이견이 있을 수도 있다. 그러나 여기서 검토한 것은 치료를 받은 환자가 아니라, 치료를 받지 않은 환자들의 통증 빈도라는 점에 유의해야 한다. 암을 치료하면 통증이 발생하는 경우는 늘어난다.

지금까지 원발병터의 증대가 원인이 되는 암의 종류를 보았는데, 원발병터의 증대가 생명을 위협하지 않는 경우가 몇 가지 있다. 유방암과 피부암이 그에 해당되는데, 이 두 암은 암이 체표면에 생겨 중요장기와 떨어져 있다는 공통점이 있다. 나는 20~30센티미터에 이르는 거대한 유방암을 가진 환자를 여럿 진료했다. 그러나 그들 중 누구도 악액질 상태는 되지 않았으며, 전신의 기능은 양호했고, 생기가 있었다. 이는 암세포가 악액질 형성물질을 만드는 것이 아니라는 또 다른 증거가 될 것이다. 그러나 그녀들도 결국은 말기 상태를 맞게 된다. 그렇게 커진 유방암은 반드시 내장으로 전이되며, 그것이 증대해서 말기상태가 되는 것이다.

유방암이 전이하는 장기는 폐, 간, 뇌, 뼈가 대표적이다. 전이암으로 사망한다는 것은 어떤 것인지, 다른 암의 참고가 되니 대략적으로 살펴보자.

호흡을 할 수 없다고 하면 무척 괴로울 것으로 생각되지만, 완전히 방치한 경우 그렇지도 않다. 움직이면 산소소비량이 늘어나 숨쉬기가 괴로워지기 때문에 임종이 가까워지면 거동을 할 수 없게 되는데, 가만히 있으면 참을만한 정도다. 원하면 산소흡입을 할 수도 있다.

전이성 간암으로 사망하는 경우는 원발성 간암의 경우와 죽음에 이르는 경로가 같다. 간의 대부분을 전이병터가 접하면, 노폐물을 처리할 수 없게 되어 간기능상실로 사망하는 것이다.

이 경우 통증이 있을 수도 있는데, 전이병터가 커지면서 간 주위를 덮고 있는 피막을 잡아 늘이는 것이 원인일 것이다. 그러나 통증이 있는 경우는 예외적이며, 앞서 얘기한 노인요양시설의 경우에서도 통증은 없었던 것으로 보고 있다. 피막이 당겨지기 전에 간기능상실이 발생하여, 마지막까지 통증 없이 생을 마감할 수 있었던 것이다.

뇌로 전이한 경우도 뇌종양이 처음 발생한 경우와 마찬가지다. 전이병터가 생겨난 부위에 따라 손발의 마비나 언어 장애 등의 신경장애가 발생하고, 머리뼈 내의 압력이 높아져 뇌 조직이 압박되어 죽게 된다. 이때 두통이 발생하는 경우도 있다.

이처럼 암의 전이는 원칙적으로 통증이 발생하지 않고 잠들듯 사망할 수 있지만, 뼈로 전이된 경우는 조금 다르다. 그 이유는 뼈로 전이되어 사망하는 경우는 상당히 드물기 때문이다. 뼈는 내부에 있는 골수에서 조혈작용을 하여 적혈구, 백혈구, 혈소판을 만든다. 그런데 이를 전혀 만들 수 없게 되면, 빈혈이나 백혈구 감소 등의 '골수기능상실'로 사망한다. 그러나 골수는 폭넓게 분포되어 있어서 일부의 뼈에 전이되어도 골수기능상실 상태가 쉽게 오지는 않는다. 그렇지만 뼈의 전이는 종종 통증의 원인이 된다. 통증의 원인은 암 종기가 커져서 뼈의 피막을 당기기 때문이라고도 하고, 암세포에서 통증의 원인물질이 분비되기 때문이라고도 보는데, 뼈 전이로 죽는 경우가 없기 때문에 통증이 전면에 대두되는 것이다. 유방암이 뼈로 전이된 경우에는 통증을 경험하는 사람이 다수 있다. 상당히 불편하기는 하지만, 통증은 진통제나 방사선치료로 완화시킬 수 있다.

암, 조기발견은 의미가 없다

― 지금까지 설명한 것은 원발병터의 존재가 분명하고, 동시에 장기전이가 발견된 경우다. 그러나 내장의 원발성 암은 전이병터가 먼저 발견되는 경우가 있다.

예를 들어, 등에 통증이 있어서 검사했더니 뼈 전이를 발견하였고, 전신을 검사했더니 원발로 보이는 병터가 위에서 발견되는 경우를 들 수 있다. 손발이 자연스럽게 움직이지 않아서 뇌를 검사했더니 여러 개의 병터가 있었고, 전이인 듯했다. 그래서 전신을 검사했더니 폐암이 발견된 경우도 종종 있다. 이렇듯 전이 증상이 먼저 나타나는 경우는 모든 암에서 볼 수 있지만, 국민의 암 사망률을 반영이라도 하듯 위암이나 폐암에서의 전이가 많은 듯하다. 암을 방치한 경우, 어떻게 죽는지는 직접사인이 원발병터인지 전이병터인지에 따라 달라진다. 각각 앞서 얘기한 부분이 참고가 될 것이다.

암 가운데에는 '원발불명암'이라고 부르는 것이 있다. 전이병터만 발견되고 몸의 어디에도 원발병터가 발견되지 않는 경우다. 내가 진료한 한 여성 환자는 왼쪽 경부에서 림프샘 전이가 발견되어 전신을 검사했지만, 원발병터를 찾을 수 없었다. 그래서 더욱 구석구석 검사했더니 자궁경부에 아주 작은 원발병터를 발견할 수 있었다.

이처럼 원발불명암이라고 하더라도, 검사의 종류나 치밀함에 따라 원발병터의 발견 여부가 결정된다. 마지막까지 원발병터가 발견되지 않는 것이 진정한 의미의 원발불명암이다. 원발불명암은 다른 질병으로 죽지 않는 한, 전이병터의 증대에 의해 죽게 된다. 그렇지만 증대 속도는 사람에 따라 각기 다르다.

진정한 의미에서의 원발불명암이 가르쳐주는 중요한 사실은, 전이는 암세포가 생겨나고 바로 발생한다는 점이다. 암세포가 생겨나고 바로 전이하기 때문에 처음 발생한 부위에는 암세포가 남지 않아 원발 부위를 알 수 없게 되는 것으로 볼 수 있다. 이는 암을 조기에 발견하려고 노력하는 것이 무의미하다는 것을 가르쳐준다. 왜냐하면 암의 조기발견 목적은 암이 전이하기 전에 치료하는 것이기 때문이다. 그러나 암은 암세포가 생겨나고 곧바로 전이하기 때문에 조기발견을 해도 목적을 이룰 수 없다.

전이가 된 암은 방치한 경우든 치료한 경우든 간에, 결국 말기를 맞이한다. 이때 수분보충·영양보충이라는 명목으로 점적주사를 놓는데, 환자는 이로 인해 오히려 고통을 받게 된다. 그대로 자연의 흐름에 맡기면 각 장기의 기능이 쇠약해지면서 식사를 할 수 없게 되어 몸이 마르고 소변양도 줄어든다. 그리고 마침내 호흡과 맥이 약해지면서, 촛불이 꺼지듯 죽는다. 인체는 죽음의 시기가 다가오면, 식사나 수분을 거부해서 몸을 바짝 마르게 해 편하게 죽을 수 있도록 자기조절을 한다.

그런데 수분을 강제적으로 체내에 집어넣으면 어떻게 될까? 소변이나 땀으로 배설되지 못한 수분이 몸에 쌓이고, 손발이 부어오르기 시작한다. 그리고 그 영향은 마침내 폐까지 미쳐 물이 폐 속으로 스며든다. 그러면 인체는 반사적으로 폐 내의 수분을 가래로 만들어 밖으로 내보내려고 한다. 그러나 말기 환자는 근력이 약해져 세게 기침을 해도 가래를 배출할 수 없다. 그래서 폐에는 점점 물이 차오르고 체내에 산소를 공급하기 위한 폐의 공간이 점점 줄어든다. 말하자면 바다에 빠져 물이 기도를 타고 폐로 들어온 상태가 되는데, 이때는 가만히 누워있어도 고통스럽다. 그래서 환자는 약이라도 써서 빨리 의식을 잃게 해달라고 애원하게 된다.(실행하면 빨리 죽음을 맞이할 수 있다.) 따라서, 말기 환자가 호흡곤란이 된 경우 점적주사 탓이 아닌지 의심해 볼 필요가 있다.

점적주사는 감염증의 근원도 된다. 점적주사를 위해 혈관 내에 꽂아 둔 카테터[16] 주위에 세균이 번식해서 패혈증이나 폐렴으로 이어지는 것이다. 점적주사는 환자를 고통스럽게 할 뿐이며, 수명도 단축시킨다. 일본의 연간 사망자수는 125만 명. 그 가운데 수만 명은 사인이 암이나 뇌졸중 등으로 되어 있지만, 직접적인 사망원인은 카테터로 인한 감염증으로 볼 수 있다.

따라서 죽음을 맞이할 장소를 선택할 때에는 점적주사도 생각해야 한다. 병원에서는 여러 가지 이유에서 처음부터 의료적 처치를 하려고 하기 때문에 카테터를 장착할 가능성이 높다. 환자나 가족이 점적주사를 거부하면 점적주사가 습관이 된 의사나 간호사와 다툼이 일어나기 쉽다. 그러니, 임종이 가까워 왔을 때는 점적주사를 본인이나 환자의 뜻대로 거부할 수 있는 자택이나, 의료적 처치를 많이 하지 않는 호스피스에서 맞이하는 것이 최선이다.

이상과 같이, 암을 방치하면 환자는 결국 죽게 된다. 그렇지만 여기서 설명한 암은 '진짜암'일 경우라는 사실에 주의하기 바란다. 진짜암이란 다른 장기로 전이가 있는 암을 말한다. 전이가 있기 때문에 원발병터를 수술로 제거해도, 결국 전이병터가 증

---

16   카테터catheter: 의료용 튜브

대하고 환자는 사망에 이른다. 이에 반해, 장기전이가 없는 암을 나는 '가짜암'이라고 부른다. 이에 대해서는 이후에 자세히 설명하겠다.

  19세기 후반, 각종 암에 대한 외과수술이 고안되었던 시대에는 수술 대상이 되었던 것이 거의 모두가 진짜암이었다. 그렇다면 진짜암의 경우, 수술을 하면 완치는 아니더라도 최소한 수명 연장의 효과는 있을까? 이에 대해 바로 생각해보기로 하자.

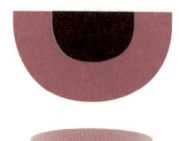

암을 수술하면 어떻게 될까?

수명연장효과가 없는데도 유행처럼 번진 위절제술

암은 장기전이가 있는 '진짜암'과 전이가 없는 '가짜암'으로 나뉜다. 앞에서는 진짜암을 방치한 경우에 대해 이야기했는데, 여기서는 진짜암을 수술했을 경우 어떻게 될지를 살펴보자.

지금은 암이 발견되면 당연하다는 듯 수술을 하고, 원발병터와 함께 장기를 잘라낸다. 위암이 그 대표적인 예로, 위절제술이 시행되고 있다.

그러나, 사실 방치하면 치료되지 않았을 암을 위절제술로 치료했다거나, 환자의 수명을 연장시켰다는 증거나 자료는 없다.

위절제술의 시조는 빈대학 외과교수였던 크리스티안 빌로트[17]다. 19세기에 마취법과 소독법이 개발되면서, 이전까지 불가능했던 개복수술이 가능해졌다. 빌로트는 1881년에 최초로 위 부분 절제술을 시행했고, 그 환자는 4개월 후에 사망했다.

빌로트는 그 이후에도 위절제술을 지속했으며, 환자들은 모두 수술 후 얼마 지나지 않아 사망했다. 사인은 명확하지 않지만, 복막염이나 폐렴 등의 수술 합병증 외에도 암 재발로 사망한 경우도 많을 것이다.

앞서 얘기한 가쓰라 다로의 경과에서도 알 수 있듯이, 위암은 증상이 시작된 후에도 꽤 오랜 시간 생명을 유지한다. 따라서 단시일에 사망한 빌로트 교수의 환자들은 수술로 인해 수명이 단축되었다고밖에 생각할 수 없다. 빌로트 교수의 일련의 수술경험은 위암 환자에게 위절제술을 해서는 안 된다는 근거로 삼을 수 있을 것이다.

그런데 현실은 소설보다 더 기이하다. 빌로트 교수의 위절제술은 이후 세계로 퍼져갔으며, 마침내는 '반드시 해야 하는' 치료법으로까지 승격한 것이다. 세계는 분명 이전까지 불가능했던

17　크리스티안 빌로트(Christian Albert Theodor Billroth, 1829~1894): 독일의 외과의사로, 1872년 최초로 식도 절제수술에 성공하였으며, 1881년 최초로 위암 환자의 날문 절제수술에 성공하였다.

위암 수술이 가능해졌다는 뉴스에 열광했을 것이다. 그때는 수술의 결과, 즉 환자가 계속 생명을 유지했는지는 그다지 관심의 대상이 아니었다. 수술로 환자가 죽었다고 해도, 수술성적은 당장 내일이라도 개선될 것이라고 기대한 것이다.

환자의 기대는 더욱 크다. 이를테면, '수술로 사망할 가능성이 있다'는 외과의의 설명을 들어도 치유될 가능성이 있다고 믿고 싶은 것이다. 설마 수술을 받은 사람 모두가 수명이 단축되었을 것이라고는 생각도 하지 못하는 것이다.

한편, 위절제술 소식을 들은 세계의 외과의들은 당연히 본인도 하고 싶다는 질투심을 갖게 된다. 타인의 몸에 메스를 대는 사람들은 자만심이 강해 기회만 있다면 자신도 가능하다고 생각한다. 그래서 위암 환자가 찾아오면 이전에도 몇 번이나 수술을 했다는 얼굴로 수술을 권하고, 그렇게 시체의 산을 쌓아간다. 그러나 외과의는 위절제술이 가능하다는 사실만을 강조하기 때문에 사람들은 수술실에서 무언가 대단한 성과가 쌓이고 있는 것으로 오해한다. 그 이후, 1세기가 지나도록 위암 수술로 위암이 완치되었다거나 수명이 연장되었다는 증거는 없는 상태다.

수술이 오히려 수명을 단축시킨다

― 암 수술이 수명을 단축시킨다는 사실을 보여주는 실제 자료도 있다. 유방암의 수술성적이 그것이다.

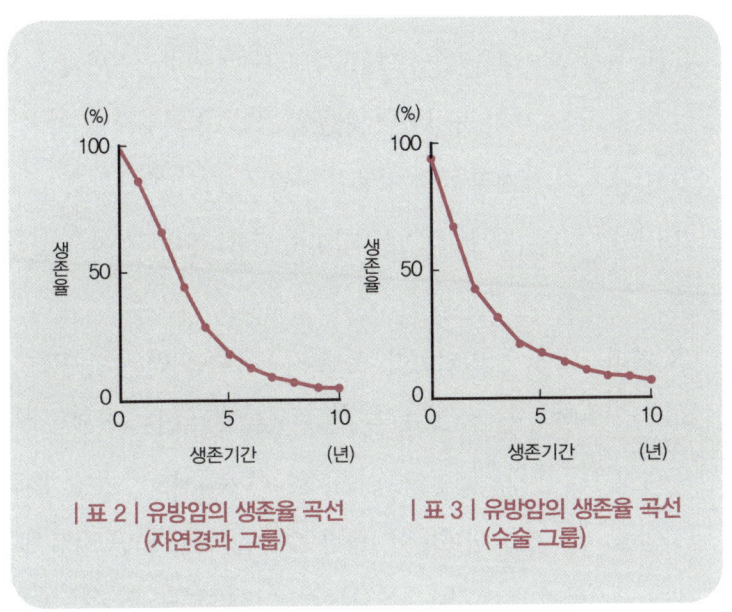

| 표 2 | 유방암의 생존율 곡선 (자연경과 그룹)
| 표 3 | 유방암의 생존율 곡선 (수술 그룹)

신체의 표면에 있는 유방도 전적출술이 가능해진 것은 역시 19세기 말의 일이다. 이전까지는 환부에 약을 바르고 붕대로 감는 등의 대증요법[18]이 시행되었다. 영국에는 대증요법을 받은 환자들의 상세한 기록이 남아있으며, 그 기록에는 생존율이 계산

되어 있다(〈표 2〉 BMJ 1962; 2: 213).

그 당시 유방암은 모두 장기전이가 있는 진짜암으로 생각했다(이유는『암과 싸우지 마라』에서 자세하게 설명했다). 〈표 2〉를 보면 알 수 있듯, 그럼에도 불구하고 10년 이상 생존한 사람이 있었다는 사실은 일반인에게는 신선한 충격일 것이다.

한편, 유방암을 대증적으로 치료하던 시기에 미국의 외과의사 윌리엄 홀스테드[19]가 유방 전적출술을 고안·실시했으며, 그 수술법이 퍼져 전 세계의 표준 치료가 되었다. 그리고 이후 홀스테드 자신이 수술한 환자들의 생존성적이 발표되었던 것이다(〈표 3〉 참조).

〈표 2〉와 〈표 3〉을 비교하면, 유방 전적출술을 받은 환자들이 오히려 단명했다. 특히 〈표 3〉은 100퍼센트가 아닌 94퍼센트 지점부터 생존곡선이 시작된다. 이는 환자의 6퍼센트가 수술대에서 사망했다는 것을 의미한다. 또한 수술을 해도 10년 이상 생존율이 증가하지 않은 것은 장기전이가 있는 환자들을 수술했기

---

18 대증요법symptomatic treatment: 어떤 질환의 환자를 치료하는 데 있어서 원인이 아니고, 증세에 대해서만 실시하는 치료법.

19 윌리엄 홀스테드(William Stewart Halsted, 1852~1922년): 미국의 외과의사. 예일대학교와 뉴욕의 피지션스 앤드 서전스대학교를 졸업했으며, 장관봉합·갑상선 등을 연구하고 서혜헤르니아와 유방암 절제수술을 개량하였다. 수술실에서 고무장갑을 착용할 것을 장려하였고, 쇄골하동맥 결찰結紮에 처음으로 성공했으며, 십이지장유두부암의 수술을 시도했다.

때문에 당연한 결과다. 그러나 이러한 치료성적이 발표되었음에도 불구하고 유방 적출술은 폐지되지 않았으며, 이후에도 그대로 표준 치료로 자리 잡았다.

그런데 이 자료는 100년도 더 지난 자료이고, 수술방법이나 수술 후 관리방법 등이 발전한 현대에서는 수술결과도 좋아졌을 거라는 반문이 당연히 생길 것이다. 그렇다면 다시 장기를 절제하는 수술에 '치유'나 '연명'을 기대할 수 있는지 살펴보자.

앞서 설명했듯이, 암을 방치한 경우 일반적으로 원발병터의 증대가 사인이 된다. 따라서 수술로 원발병터를 제거하면, 급박한 죽음의 위험은 피할 수 있고 치유나 연명을 기대할 수 있다.

예를 들어, 위암으로 음식물을 넘기지 못한 채 아사 직전인 경우에는 암을 제거해서 음식물이 장 쪽으로 통과할 수 있도록 하면 치유나 연명의 가능성이 높아야 한다. 그런데도 오늘에 이르기까지 위암 수술이나 유방암 수술로 암이 치유되었거나 연명효과가 있었다는 증거나 자료가 없다는 것은 수명을 단축시키는 다른 요인이 작용하기 때문이다.

국소전이로 수명단축된 아나운서 이쓰미 마사타카

— 암을 절제해도 치유되지 않는 첫 번째 이유는 수술 받은 암이 진짜암이기 때문이다. 다른 장기에 전이가 잠재해 있어서 원발병터를 제거해도, 언젠가 전이된 암이 커져 죽음에 이르게 되는 것이다. 두 번째 요인은 장기전이가 있는 경우, 수술하면 재발하기 쉬워지고 재발시기도 빨라진다. 그 이유는 뭘까?

암 수술을 한 후 수술 부위에 암이 재발하는 경우가 있는데, 이를 '국소재발'이라고 한다. 국소재발이라고 하면 다 제거되지 않고 남아있던 암세포가 증식한 결과라고 생각할 것이다. 나도 예전에는 그렇게 생각했다. 그러나 수술 후에 재발한 다수의 환자를 진료하면서 국소재발이 발생하는 원리에는 두 종류가 있다는 사실을 깨달았다.

하나는 앞서 얘기한 수술할 때 남은 암세포다. 예를 들어, 유방암의 유방온전요법에서는 암 덩이를 제거하기 위해 유방(유선)의 부분 절제술을 시행하는데, 절제 후 수술 부위에 재발하는 경우가 있다. 이러한 경우의 대부분은 부분 절제 범위에 포함되지 않은 유선에 퍼져있던 아주 작은 암 병터가 다시 증식한 결과다. 다른 원리는 암이 진짜암인 경우, 즉 장기전이가 있는 경우에 작동한다. 이미 다른 장기에 전이가 있는 이상, 암세포는 다른 장기로 가기 위해 늘 혈액 속을 떠다니고 있다.

한편, 메스를 댄 수술 부위는 상처를 회복하기 위해 다양한 혈구가 모이고, 혈관이 새롭게 만들어져 산소와 영양분이 풍부해진다. 다시 말해, 암세포의 증식에 적합한 환경이 되는 것이다. 그곳에 혈액 속을 떠다니던 암세포가 달라붙어 증식하면 이를 재발병터로 본다. 그러나 이때의 재발은 발생 원리를 보면 국소에서 재발한 것이 아니라, '국소로 전이한 것'이다. 그래서 나는 이런 경우를 '국소전이'라고 부른다.

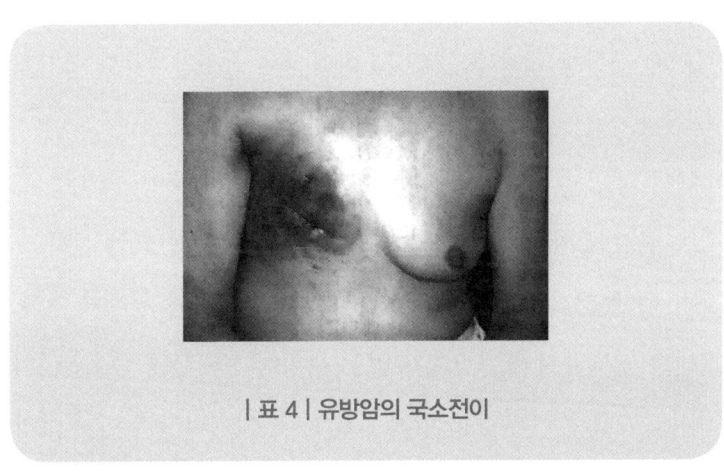

| 표 4 | 유방암의 국소전이

〈표 4〉는 유방암 환자가 유방 전적출술을 받은 후 국소전이가

발생했을 때의 실제 사진이다. 적출된 유방 쪽의 가슴 외벽에는 울퉁불퉁한 종기 형태의 조직이 솟아있다.(실제 색깔은 검붉다.) 이것이 재발병터다.

그런데 재발병터의 분포범위가 특징적이다. 병터는 적출된 유방이 있던 범위에 한정되어 있다. 그 밖의 상처가 없는 정상조직 부분에는 병터가 퍼져있지 않은 것이다. 메스가 들어간 부위의 조직은 암에 대한 저항력이 떨어지고, 암세포의 증식에 적합한 환경이 된다는 사실을 보여준다.

더구나 암의 원발병터가 있던 유방은 제거되어 있다. 그런데도 가슴 외벽에 새로운 병터가 생긴 것은 혈액 속을 떠다니던 암세포가 새롭게 달라붙었기 때문이다. 즉, 국소전이라고 생각할 수 있다.

암의 국소전이는 인두암 같은 목 부위의 암, 폐암, 식도암 등 모든 종류의 암에서 발생한다. 유방암의 유방온전요법 실시 후 유방 내에 생기는 국소재발도 국소전이가 원인인 경우가 있다. 유방은 생명유지와는 관계가 없는 부위이기 때문에 국소전이가 생겨도 수명에는 영향을 미치지 않는다. 그러나 위암이나 폐암 같은 내장 암은 국소전이가 촉진되면 그만큼 수명이 단축된다. 이것이 암을 절제하면 수명이 단축되는 주요한 이유다.

국소전이로 수명이 단축된 실제 사례로, 이쓰미 마사타카[20]의 경우를 들 수 있다. 이쓰미는 1990년대에 인기를 얻었던 방송 사회자로, 위암으로 사망했다. 그가 받은 수술은 사회적 논쟁을 일으켰으며, 그 후 암의 치료방법에 큰 영향을 미쳤기 때문에 소개하고자 한다.

이쓰미는 정기적으로 받고 있던 내시경검사에서 스킬스 위암 Scirrhous Gastric Cancer[21]이라는 손쓰기 힘든 위암 진단을 받았고, 위 부분 절제술을 받았지만 6개월 만에 재발했다. 그래서 병원을 바꿔 유명한 외과교수의 재수술로 장기를 3킬로그램 적출했으나, 수술 후 1개월 만에 재발했으며, 재수술 3개월 만에 돌아올 수 없는 사람이 되었다. 이 경과에서 알 수 있는 것은 재수술을 하면 수술에서 재발까지의 기간이 짧아진다는 점이다. 직접적인 사인은 암이 복막에 재발해서 암 병터가 장을 감싸면서 일어난 장폐색이었다. 이 복막에서의 재발이 생긴 메커니즘이 '국소전이'라고 생각된다.

위암뿐만 아니라 대장암, 췌장암, 난소암 등에서는 수술 전부터 복막에 암세포가 '파종(전이)'되어 있는 경우를 많이 볼 수 있다. 그러한 경우, 복수도 생기게 되는데 그 복수 속에 암세포가

---

20   이쓰미 마사타카(逸見 政孝, 1945~1993): 일본의 프리 아나운서, 배우, 사회자.
21   스킬스 위암 Scirrhous Gastric Cancer: 보만4형으로 위암 환자의 10퍼센트 정도에서 발생한다. 뚜렷한 궤양을 형성하지 않고 위와 아래로 번지듯 침윤한다. 암의 침윤으로 위벽이 두꺼워지고 딱딱해져 경성위암이라고도 한다.

떠다니고 있다. 그런 상황에서 복막을 열어 수술을 하면 장기를 적출한 부위의 복막에도 상처가 생기고, 이 상처 부위에 떠다니던 암세포가 침투해서 폭발적으로 증식한다. '국소전이'의 전형이다.

그리고 수술을 할 때마다 복막은 점점 손상되기 때문에 암세포는 더욱 증식하기 쉽게 된다. 이것이 수술을 반복하면 수술부터 재발까지의 시기가 단축되는 이유다. 췌장암, 대장암, 난소암 등에서 복막에 암세포가 파종되어 있는 경우에도 같은 상황이 된다.

장폐색의 통증은 극심하다. 소장 내로 들어간 음식물을 대장으로 보내려고 해도 소장이 좁아져서 통과하지 못한다. 그래서 몸은 소장을 더욱 강하게 수축시키고, 이때 통증이 발생하는 것이다. 음식물이 소장에 들어가지 않도록 하는 것 외에는 대처법이 없기 때문에 환자는 절식을 할 수밖에 없다.

나는 수술하지 않고 방치한 스킬스 위암 환자를 다수 진찰했다. 그 결과 이쓰미와 같은 정도의 암 진행도에서 1년도 지나지 않아 사망한 사람은 없었다. 모두 적어도 몇 년은 생존했으며, 10년 가까이 산 사람도 있다.

방치하는 쪽이 수명이 연장되는 이유는 수술로 인한 복막 손상이 없기 때문이다. 복막 손상이 없으니 암세포가 침투할 상처도 없고, 국소전이가 발생하지 않는다. 이쓰미도 첫 번째 수술을 받지 않았다면, 몇 년은 더 일상적으로 일을 할 수 있었을 것이다.

수술을 하지 않았을 때의 이점 중 하나는 장폐색 증상이 생기지 않거나, 생겨도 가볍다는 점이다. 스킬스 위암은 복막 파종이 있기 때문에 그것이 자라서 위와 장을 좁힌다. 그러나 수술 하지 않았을 때에 장폐색 증상은 발생하지 않는 경우가 많으며, 생겨도 암 국소전이에 의한 장폐색에 비하면 경중은 훨씬 가볍다. 이것이 자연의 섭리라고 생각한다.

암으로 죽는 것보다 수술로 죽는다

— 암을 수술하면 생명이 단축되는 또 다른 이유가 바로 '수술사망'이다. 수술사망이란 수술하지 않았으면 발생하지 않았을 사망을 뜻한다.

의료계에서는 수술 후 1개월 이내에 사망한 경우를 '수술사망'으로 부르는 규칙이 있다. 그러나 수술사망을 1개월 이내로 규정하는 것은 너무 기간을 짧게 잡은 것이다. 사체가 되어 뒷문으로 퇴원하는 '수술 후 병원사망'은 수술 후 몇 개월이 지난 경우라도, 또한 귀가한 상태라도 체력을 회복하지 못하고 감기 등 아주 사소한 계기로 사망하는 '쇠약사衰弱死'도, 모두 수술사망으로 보아야 한다.

일반적으로 수술 후 암이 재발하거나, 또는 장기전이가 증대해도 환자가 사망에 이르기까지는 수개월 이상 걸리므로 수술 후 반년 이내의 사망을 수술사망으로 생각하는 것이 타당하다. 〈표 2〉와 〈표 3〉을 비교해서 보면 유방암 수술 그룹은 이른 시기에 생존율이 저하되어 있는데, 이도 수술사망의 영향일 것이다.

현대에도 수술사망이 많은 암의 종류로는 폐암, 위암, 식도암, 대장암, 간암, 담관암, 췌장암, 방광암 등이 있다. 중요한 기능을 담당하는 장기를 절제하기 때문이다. 절제 범위도 수술사망률에 영향을 준다. 예를 들어, 위암은 위의 부분 절제술보다 전적출술의 수술사망률이 훨씬 높다. 연령이나 체력도 수술사망률에 영향을 미친다. 고령일수록, 그리고 허약한 체질일수록 수술사망률은 높아진다. 그래서 고령자인 경우 위 전적출을 받으면 20~30퍼센트가 수술사망 했다는 점을 각오해야 한다. 단, 환자가 수술사망을 해도 의사는 '암으로 사망했다'고 유족에게 말하기 때문에 일반인은 그 실태를 알지 못하고 있는 것이다.

수술로 인해 죽게 되는 직접적인 원인은 무엇일까? 수술 중 혈관에 상처를 입어 대량출혈에 의한 빈혈로 사망한다는 식의 명확한 실수는 사실상 적고, 직접적인 원인의 대부분은 감염, 그것도 세균감염이다. 수술 후의 세균감염은 발생한 부위 등에 따라 폐렴, 가슴막염, 장염, 복막염, 패혈증, 농양 등으로 불린다. 사망 가능성은 체력에 반비례해서 고령자나 허약한 사람은 감염에서 회복하기 어려워 쉽게 사망에 이른다.

아이러니하게도 세균을 죽이기 위한 항생물질이 사망의 원인이 되는 경우가 무척 많다. 항생물질의 과다 사용으로 발생한 '메티실린 내성 황색포도상구균MRSA'이 유명한데, 이 균에 감염되면 일반적인 황색포도상구균보다 사망률이 훨씬 높아진다.

항생물질 사용이 원인이 되어 새로운 감염증에 걸리는 경우도 있다. 평상시는 장 등 신체 안에서 해를 끼치지 않고 살면서 오히려 인체 기능유지에 도움을 주는 세균을 항생물질이 죽이는 바람에, 대신 위험한 세균이 증식하는 것이다. '균교대현상 microbial substitution'이라고 하며, 그 중 가막성대장염이 유명한데 사망률도 높다. 앞에서 언급했듯이, 치료목적인 점적주사가 세균의 근원이 되는 경우도 있다. 특히 24시간 계속 점적이 되도록 하는 방법이 가장 위험하다.

수술 후의 사망 시기를 보면, 반년 이내의 사망은 대부분 세균감염이 원인이다. 그 다음 교대하듯 암의 국소전이와 장기전이로 사망하는 사람이 늘어나고 있다. 이처럼 수술에는 다양한 문제가 있어서 전이가 있는 진짜암인 경우, 장기 절제술은 환자의 수명을 단축하는 효과밖에 없다고 할 수 있다.

쇼와 천황[22]은 1987년 4월, 86세 생일에 구토증상을 보였다. 췌장에 생긴 암 덩어리가 췌장에 근접해 있는 십이지장을 압박해서 음식물이 통과하기가 어려워졌기 때문이었다. 그러나 췌장암 진단이 내려진 것은 9월이었고, 이후 우회술(바이패스 수술)이 시술되었다. 우회술은 우회로를 만드는 수술이라는 의미다. 암 덩어리는 절제하지 않고, 십이지장이 폐색된 부위 바로 앞으로 소장을 연결해서 음식물이 십이지장을 통과하지 않도록 하는 것이다. 쇼와 천황은 수술 후 식사를 할 수 있게 되었고, 공무에 복귀했다.

단, 일본에서는 우회술이 췌장암에 대한 통상적인 치료법이 아니었다. 쇼와 천황의 진행도라면 췌장 절제수술이 표준 치료가 된다. 우회술은 암 덩어리를 남겨두기 때문에 치료를 포기한 수술로 간주하여 고령 환자에게도 췌장 절제술을 하는 외과의가 일본에는 많다.(그러나 구미에서는 우회술이 폭넓게 시술된다.) 그런데도 우회술을 시술한 것은 수술사망을 우려했기 때문이다. 시의[23] 중 한 명이 외과의에게 췌장 절제술을 하지 말라고 지시했다는 증언을 했다. 무엇보다, 췌장 절제술은 췌장만 절제하는 것이 아니

---

22   쇼와 천황(昭和天皇, 1901~1989): 일본의 124대 국왕. 재위기간은 1926년부터 1989년까지 약 62년으로 역대 국왕 중 가장 길며, 또한 88세로 가장 장수했다.
23   시의侍醫: 임금과 왕족의 진료를 맡은 의사.

라 위의 부분 절제도 행하며 소장과 담도를 바꿔 잇는 대수술이다. 그 사망률은 수술 후 6개월에 40~50퍼센트에 이른다. 시의단이 수술사망을 두려워한 마음을 이해할 수 있다.

그러나 췌장절제술은 현재 일반시민에게 통상적으로 시행되고 있다. 수술사망률이 극히 높은 한편, 5년 생존가능 환자는 100명 가운데 1명 정도다. 수술로 환자의 수명이 단축되든, 또는 치료효과가 있든 없든 간에, 외과의는 수술만 가능하면 만족한다는 것을 알 수 있다.

쇼와 천황은 우회술 1년 후인 다음 해 9월에 대량의 피를 토했다. 췌장암 덩이가 커져서 출혈이 일어난 것이다. 빈혈을 보충하기 위해 수혈한 양만 총 3만 밀리리터 이상에 이른다. 신체의 전체 혈액을 10회 바꿀 정도의 엄청난 양이다. 그러나 갖가지 약과 치료법도 보람이 없었으며, 다음해인 1989년 1월에 사망했다. 쇼와 천황의 경우, 우회술 이외의 방법을 시행했다면 좀 더 오래 살 가능성이 있었다.

수술은 통증을 발생시킨다

수술로 생기는 또 다른 폐해는 통증이다. 이야기했듯이, 암을 방치한 경우 원칙적으로 통증은 없기 때문에 수술 후에 생기는 통증의 대부분은 수술하지 않았다면 생기지 않았을 통증이다.

수술로 통증이 생기는 이유 중 하나는 신경을 건드리고, 절단하기 때문이다. 예를 들어, 팔에 정맥주사를 맞을 때도 바늘이 신경에 상처를 주면 극심한 통증을 느낀다. 그리고 아주 드문 경우지만, 그 통증이 영구적으로 지속되어 팔을 움직일 수 없게 되고 심지어 팔이 굽은 상태로 고정되는 경우도 있다. 이처럼 신경장애와 통증은 밀접한 관계가 있다.

유방암의 유방온전요법은 유방의 일부를 잘라내는 수술을 한다. 암 수술 가운데 신체 부담이 가장 적은 수술 중 하나다. 그럼에도 불구하고, 수술 후 오랜 기간 상처 부위의 통증을 호소하는 환자는 적지 않다. 미세한 신경을 건드리지 않고 수술하는 것이 불가능하기 때문이다.

폐암이나 식도암 수술은 늑골과 늑골 사이를 크게 벌리기 때문에 신경의 손상 정도도 커서 수술 후의 통증은 상당하다. 이 통증은 진통제로도 좀처럼 가라앉지 않아 환자의 '생활의 질 QOL[24]'을 크게 떨어뜨린다.

---

24   생활의 질 quality of life: 고통 없는 삶의 연장과 정상적인 사회적 활동을 가능하게
       함으로써 환자 본인이 느낄 수 있는 만족감의 정도를 말한다.

장기를 보존해야 수명이 연장된다

— 암에 걸렸을 때 장기를 절제하면 위와 같은 문제가 있으므로, 연명하고 싶은 경우에는 되도록 장기를 남겨두어야 한다.

암의 직접적인 사인은 앞서 얘기했듯, 암 원발병터의 기능 저하이기 때문에 어떠한 방법으로든 저하된 기능을 회복시키면 수명을 연장할 수 있다. 구체적인 방법으로는 우회술, 스텐트 삽입술, 라디오파를 이용한 고주파 열치료술(RFA, Radiofrequncy Ablation), 방사선치료 등이 있다.

우회술은 췌장암뿐만 아니라, 위암 수술에서도 기본으로 생각해야 한다. 위의 날문이 막혀 음식물이 통과할 수 없을 때 소장을 위로 연결하여 음식물이 장으로 곧장 흘러가도록 하면 수명연장이 가능해진다.

단, 현재는 스텐트stent를 이용한 치료가 가능해졌다. 스텐트 삽입술은 그물 모양의 금속 관, 즉 스텐트를 날문에 삽입한 채 두는 것으로, 음식물이 스텐트 속을 통과하여 십이지장으로 흐르게 된다.(위·십이지장 스텐트) 그 외에도 식도 스텐트, 대장 스텐트 등 다양한 부위를 확장시키는 스텐트 시술이 있으며, 각각 수명을 늘일 수 있다.

간암의 경우, 고주파 열치료로 수명연장을 꾀할 수 있다. 간암은 통상적으로 간경변증에서 발전하기 때문에 한 곳을 치료해도 계속해서 발생한다. 그래서 대부분의 경우 간 절제술을 해도 치료되지 않으며, 합병증과 수술사망도 많다. 기술적으로 가능하다면 개복을 하지 않고 라디오파로 암 덩어리를 태우는 방법을 선택하는 것이 유리하다. 방사선치료도 유력한 생명연장 수단이다.

쇼와 천황의 경우 우회술을 했지만, 이후는 아무것도 하지 않았다. 그 선택이 본인의 뜻이었다면 상관없지만, 당시 의사가 환자에게 암을 알리는 것은 국민적 '터부'였다. 이를 천황에게만 알렸을 것이라고는 생각할 수 없으며, 치료방침은 시의단이 독단적으로 결정했을 것이다.

그렇다면 왜 방사선 치료를 하지 않았을까? 췌장암은 방사선의 민감성이 높아서, 암 덩어리에 방사선을 조사하면 암이 축소되어 연명할 가능성이 높다. 천황의 생명을 빼앗은 대량출혈이 암 덩어리의 출혈 때문이었다면, 방사선 치료로 분명히 막을 수 있었다. 뿐만 아니라, 처음부터 방사선치료를 했다면 암 종양이 작아지면서 막혔던 십이지장이 뚫려 우회술을 할 필요가 없었을 가능성도 높다.

이상의 내용을 요약하면, 진짜암의 경우에도 장기의 기능상실을 방지하면 연명 가능성을 높일 수 있다는 것이다. 기능상실이 발생하려고 할 때에는 호흡곤란, 구토 등 신체 증상이 나타나므로, 그러한 증상을 파악할 수 있는 대책을 강구하면 자연스럽게 기능상실에서 벗어날 수 있게 된다.

통증은 신체의 이상을 알리는 전형적인 증상이지만, 장기 기능상실의 징후인 경우와 그렇지 않은 경우로 나뉜다. 전자로는 대장암을 들 수 있는데, 대장이 막혀 장폐색 증상이 나타난 경우를 들 수 있다.

한편, 쉽게 볼 수 있는 뼈 전이의 통증은 앞서 얘기했듯이 골수기능의 여력이 크기 때문에 기능상실의 징후라고는 할 수 없다. 그렇지만 강하고 길게 지속되는 통증은 체력과 기력을 확실하게 빼앗는다. 그래서 진통제나 방사선 조사로 동통을 완화하면 체력과 기력이 회복되어 생명을 연장할 수 있다.

진짜암의 경우에는 이상과 같은 다양한 연명 대책이 있지만, 실제로 연명 대책을 시행하게 되면 곤란한 사태가 발생한다. 장기에 전이해 잠재되어 있던 암세포가 증식할 시간을 주어 전이가 다양한 증상을 일으킬 가능성이 있는 것이다. 연명 대책을 강구하지 않으면 원발병터가 증대하면서 자연스럽게 편안한 죽음에 이를 수 있지만, 연명한 탓에 뼈로 전이되어 통증이 발생하고, 뇌로 전이해서 신경마비가 되는 등의 사태가 때때로 발생기기도 한다.

그래서 이번에는 뼈 전이로 인한 통증에 대해 진통제나 방사선 치료로 대처하고, 뇌 전이는 방사선으로 잡아보지만 뇌 전이의 경우 연명효과는 평균 몇 개월에 불과하다. 더구나 다른 장기에도 전이가 있어서 치료는 되지 않는다. 그런데도 방사선 부작용으로 머리카락이 모두 빠져 대머리가 되어버린다. 암 치료는 이렇게 아이러니와 모순의 연속인 것이다.

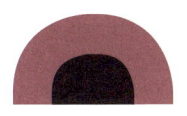

항암제치료를 받으면 어떻게 될까

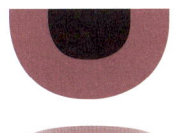

암환자에게는 다른 치료와 함께 항암제가 사용된다. 그러나 항암제에는 암을 치료하는 힘도, 연명 효과도 없다. 있는 것은 가혹한 독성뿐이다. 그로 인해 항암제를 사용하면 할수록 수명은 단축된다. 항암제가 효과가 없는 이유를 설명하기에 앞서, 오해가 없도록 다음에 유의하자.

첫째, 급성백혈병과 악성림프종은 항암제로 치료될 가능성이 있기 때문에 검토대상에서 제외한다. 고형암이라도 소아암, 고환암과 자궁 융모암은 항암제로 치료될 가능성이 있으니 이 역시 대상에서 제외한다.

다음으로, 항암제를 방사선 치료와 동시에 사용하는 '화학방사선요법'도 이 책에서는 살펴보지 않겠다. 그 이유는 ①방사선 치료효과를 높이는 목적으로 방사선치료를 하는 동안에만 항암제를 사용하기 때문에 항암제를 사용하는 기간과 양이 제한되어 있는 점, ②장기를 남기기 위해서는 이 방법에 어느 정도 타당성이 있기 때문이다.

마지막으로 넓은 의미에서 항암제의 일종인 '분자표적 치료제'도 고형암에는 무의미하고 유해하다. 지면의 제한이 있어서 이 책에서는 설명할 수 없지만, 일단 분자표적 치료제의 문제점은 항암제와 중복된다는 정도로만 언급하고 넘어가겠다.

암세포와 정상세포를 동시에 죽이는 항암제

항암제는 살세포殺細胞 효과를 이용해 암세포를 죽이는 것을 목적으로 한다. 그런데 살세포 효과는 암세포와 동시에 정상조직의 세포에도 작용한다. 암세포와 정상세포는 그 구조와 기능이 거의 같기 때문에 암세포만을 죽이는 항암제를 개발하는 것은 불가능하다.

항암제는 살세포 작용이 상당히 강하기 때문에 '독약' 내지 '극약'으로 지정되어 있다. 그래서 항암제의 부작용을 정식으로는 '독성'으로 부른다. 독약과 극약 사이에는 본질적인 차이가 없다. 양쪽 모두 건강한 사람에게 계속 사용하면 그 사람은 반드시 죽는다. 어느 정도 사용하면 사망에 이르는지는, 물론 항암제에 따라 다르다. 환자와 가족은 항암제가 구토나 탈모를 일으키는 점을 문제시 한다. 그러나 몸에 가해지는 타격에서 볼 때 그런 독성은 미미한 것이다. 그런 문제는 항암제를 중단하고 시간이 경과하면 언젠가 회복되기 때문이다.

항암제에서 정말로 문제시해야 하는 점은 생명유지에 관련한 중요기관의 기능저하다. 순환기, 호흡기, 소화기, 비뇨기 및 중추신경의 기능을 떨어뜨리고 이상을 일으키며 사망에 이르게 한다.

이들 중요 장기는 늘 전력으로 작동하고 있지 않다. 예비 능력이 있어서 항암제로 인해 기능이 어느 정도 저하된다 해도, 잔존 기능만으로 생명유지를 할 수 있다. 그래서 환자 본인은 기능저하를 깨닫지 못한다. 말하자면 수면 아래에서 기능저하가 진행되는 것이다. 자각하지 못하는 기능저하가 반복되는 동안, 어느 순간 갑자기 심장기능상실이나 호흡곤란 등을 자각하지만 그때는 이미 회복할 수 없다.

항암제에 대한 감수성은 개인차가 있어서 한 번의 사용으로도 중요 장기의 기능이 떨어지고 사망하는 경우도 있다. 설사 사망에 이르지 않더라도, 단 한 번의 사용만으로도 얼마간의 기능이 떨어지는 것은 확실하다.

항암제에는 어떤 독성이 있을까? 어떤 항암제이건 간에, 살세포제이므로 독성의 종류는 엇비슷하다. 여기서는 그 예로, 파클리탁셀paclitaxel(제품명: 탁솔주)이라는 항암제에서 볼 수 있는 중대한 부작용, 즉 중대한 독성을 들어보겠다.

덧붙이자면, 항암제에는 늘 발진, 설사, 식욕부진, 변비, 복통, 권태감, 발열 등 자잘한 독성이 많이 있다. 너무 많아서 이 책에는 다 기재하지 않겠다. 자세한 내용은 의사를 대상으로 한 해설서 첨부문서를 보기 바란다.(한국에서는 식품의약품안전처 홈페이지 http://ezdrug.kfda.go.kr/에서 의약품 검색 후 '첨부파일'을 조회한다.)

※ 파클리탁셀(탁솔주)의 중대한 독성
- 백혈구 감소 등 골수 억제
- 말초신경장애, 마비
- 간질성 폐렴, 폐섬유증
- 급성호흡곤란증후군(급속하게 진행되는 호흡곤란, 저산소증)
- 심근경색, 울혈성심부전, 심전도장애, 폐경색, 폐색전증, 혈전성 정맥염, 뇌졸중, 폐수종
- 난청, 이명
- 소화관 괴사, 소화관 천공, 소화관 출혈, 소화관 궤양

- 심각한 장염
- 장관폐색, 장관마비
- 간 기능 장애, 황달
- 췌장염
- 급성신부전
- 중독성 표피박리증(온몸의 피부가 괴사해서 벗겨진다)
- 파종성 혈관내응고증후군(DIC, 전신의 혈액이 응고해서 다발성 장기부전이 된다)

이 목록을 보는 것만으로, 암을 치료하지 않고 놔두는 편이 항암제의 독성으로 죽는 것보다 편하게 죽을 수 있다는 의미를 이해할 수 있을 것이다.

의사가 환자에게 항암제를 권하는 것은 호의적으로 해석하면 항암제가 효과가 있을 거라고 생각하기 때문일 것이다. 문제는, '효과가 있다'는 것이 '낫는다'는 의미는 아니다. 항암제 전문가인 종양내과의라면 항암제로 고형암이 치료된다고 생각하는 사람은 아무도 없다.

항암제를 사용하는 의사들은 '연명효과'가 있다고 생각할지도 모른다. 그러나 그런 경우도 환자나 가족이 기대하는 1년, 2년 같은 '년 단위'의 연명이 아니다. 2개월, 3개월 같은 '월 단위'의 연명효과가 있다고 생각한다. 그러나 설령 몇 개월의 연명효과를 얻을 수 있다고 가정해도, 항암제의 치료기간이 연명기간보다 훨씬 길다. 그렇다는 얘기는, 항암제의 독성으로 괴로워하는 기간이 늘어날 뿐이라는 의미이고, 생활의 질은 떨어진다는 의미이다. 따라서 연명효과를 이유로 항암제를 사용하는 의사들은 결국 환자의 생활의 질에는 관심이 없다고 생각하지 않을 수 없다.

비교실험의 속임수

― 의사들이 항암제가 연명효과가 있다고 생각하는 이유는 비교실험의 결과 때문이다. 다양한 항암제를 사용한 그룹과 사용하지 않은 그룹을 비교하거나, 또는 새로운 항암제와 기존 항암제를 비교한 실험이 있다. 이들 비교실험으로 연명효과가 인정되었다는 것이 항암제를 사용하는 근거가 되고 있다.

나 역시 과거에는 비교실험의 결과를 근거로, 항암제가 '일부' 암환자에게는 치료효과가 있다고 생각했었다. 실제로, 전작 『암과 싸우지 마라』등의 저서에서도 그렇게 썼다. 그렇지만 비교실험의 결과보고에는 속임수가 있다는 사실을 깨달았다. 그것이 『항암제는 효과가 없다』(국내 미출간)[25]를 쓰게 된 가장 큰 동기였다. 간단하게 설명하면 다음과 같다.

속임수를 깨달은 것은 유방암 치료성적을 다시 살펴본 후부터였다. 여러 종류의 항암제를 동시에 사용하는 '다제병용요법'의 보고논문에는 환자를 세분화한 여러 개의 '생존곡선'이 게시되어 있었다. 그 여러 개의 생존곡선을 비교하면 연명효과가 있는 것처럼 보이지만, 이상하게도 보고논문에는 환자 전원을 대상으로 한 생존곡선이 실려 있지 않았다.(J Clin Oncol 1996; 14: 2197)

그래서 나는 논문의 자료를 토대로, 환자 전원에 대한 생존곡선을 그려보았다. 그러자 놀랍게도 유방암을 치료하지 않던 시대의 생존곡선(〈표 2〉 참고)에 비해 생존기간이 짧았던 것이다. 아래 〈표 5〉에 이를 표시했다. 도표 방식이 달라 조금 다르게 보일 수도 있지만, A곡선은 〈표 2〉에 표시한 것과 같은 자료다. 그리고 B곡선이 다제병용요법의 생존곡선으로, 치료를 하지 않았던 A곡선에 비해 생존기간이 짧다.(C곡선에 대해서는 뒤에서 설명.)

여기서 암 치료성적의 비교방법에 대해 설명하고 넘어가겠다. 치료성적을 비교할 때 '5년 생존율'을 사용한다는 이야기는 들어보았을 것이다. 그러나 그것은 조기 암과 같이 재발하지 않고, 오래 생존하는 환자가 많은 경우다. 장기전이가 있는 환자를 대

---

25   원서는 『抗がん剤は効かない』, 文藝春秋(2011년 5월)

상으로 하는 경우 5년 생존율은 '0퍼센트'와 '0퍼센트'를 비교해야 하는 경우가 대부분이기 때문에 성적비교에는 '생존기간의 중앙치'가 이용된다.

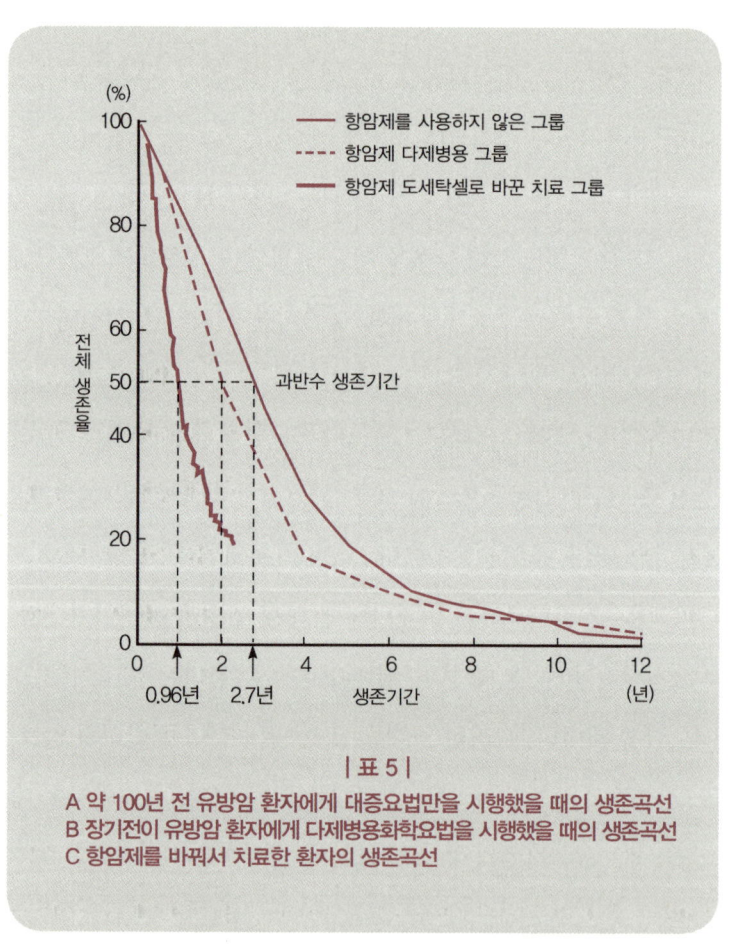

| 표 5 |
A 약 100년 전 유방암 환자에게 대증요법만을 시행했을 때의 생존곡선
B 장기전이 유방암 환자에게 다제병용화학요법을 시행했을 때의 생존곡선
C 항암제를 바꿔서 치료한 환자의 생존곡선

생존기간의 중앙치는 시험대상이 된 환자 전원의 절반이 사망하기까지의 기간을 의미한다. 〈표 5〉의 B곡선을 보면 생존율이 50퍼센트가 된 시점은 치료 시작 후 약 24개월로, 이것이 유방암 환자에게 다제병용요법을 실시한 경우의 생존기간 중앙치다. '생존기간의 중앙치'라는 용어는 의미가 쉽게 전달되지 않으므로, 대신에 '절반 생존기간'으로 사용할 것을 제안한다.(인상이 좋지는 않지만 '절반 사망기간'이라고 해도 같은 얘기가 된다.) 어찌되었든, 〈표 5〉의 B곡선을 그려보고, 나는 유방암의 항암제치료에 연명효과가 있다는 것이 거짓임을 알았다. 그 이후 나는 항암제 자료의 이면을 읽으려는 노력을 지속했고, 어떤 결론에 다다랐다.

내가 도달한 결론은 위암, 폐암, 유방암 등 고형암에서 항암제의 연명효과가 확인되었다는 논문에는 반드시,라고 해도 좋을 정도로 성적을 좋게 보이기 위한 '속임수'가 감춰져 있다는 점이다. 그 속임수는 생존곡선을 작성할 때 작동한다. 생존곡선을 그릴 때는 당연히 환자의 생사를 확인한다. 이 생사 확인 작업을 빼먹으면 어떻게 될지 생각해보자.

건강한 고령자를 다수 모아서 6개월 마다 입원시설이 없는 클리닉에 정기검진을 받으러 오도록 지시했다고 하자. 그러나 고령자이기 때문에 시간이 흐르는 동안 여러 가지 이유로 사망하고, 마지막에는 전원이 사망할 것이다. 그러나 그들은 클리닉에서 죽는 것이 아니라, 다른 병원이나 자택에서 사망할 것이다. 이때 검진을 지시한 의사가 고령자의 자택으로 전화하는 등 '추적조사'를 하지 않으면 클리닉의 진료기록 상에는 마지막으로 내원한 시점부터 계속 살아있는 것이 된다.

이상을 전제로 해서 고령자를 A와 B, 두 그룹으로 나누고, A그룹은 추적조사를 하지 않고, B그룹만 추적조사를 하여 생존곡선을 그린다면 어떻게 될까? A그룹의 고령자는 진료기록 상 전원이 살아있기 때문에 생존곡선은 100퍼센트 그대로 이어진다. 이에 반해 B그룹은 추적조사에 의해 사망이 확인되어, 생존율은 0퍼센트에 가까워진다. 이것이 속임수의 재료다.

항암제 비교실험에서 좋은 성적이 나오기를 바라는 그룹의 추적조사가 충분하게 이루어지지 않고 있는 것이다. 추적조사를 전혀 하지 않는 것이 아니라, 어느 정도는 한다. 그러나 대상 환자의 10퍼센트 정도에서 추적조사를 끝내면, 절반 생존 기간(생존기간 중앙치)에 차이가 나타난다. 시험을 실시하는 연구자의 일부가 정직하지 못하면, 연명효과가 있는 것으로 나타나는 것이다.(《표 8》 참고)

비교실험을 실시하는 사람은 항암제치료 전문가인 종양내과의들이다. 만약 비교실험에서 좋은 성적이 나와 새로운 항암제가 인가되면, 종양내과의들에게는 결과적으로 항암제치료의 기회가 늘어나는 것이며, 병원수입이나 개인적 수입 등 현실적인 면에서 여러 가지로 유리해진다.

　실험성적을 좋게 보이게 하려면 단지 추적조사를 조금만 게을리 하면 된다. 이후 누군가가 실험기록을 조사해도 서류를 조작한 것과 같은 부정은 아니며, 의도적으로 추적조사를 하지 않았다는 증거 같은 건 남지도 않는다. 말하자면, 자유롭게 속임수를 쓸 수 있는 것이다.

더욱 기만적인 교체 치료

　어찌되었든, 비교실험을 통해 새로운 항암제는 계속 인가되고 있다. 현재 인가받은 항암제의 수는 상당한 수준이며, 위암, 폐암 등 거의 모든 고형암에 각각 여러 종류의 항암제가 인가되어 있다.

　임상현장에서 항암제가 무효하고 유해하다는 사실을 알았을 때에도 의사들은 항암제 사용을 중지하자고 하지 않고, 약을 바꿔보자고 말하는 경우가 상당히 많다. 나는 이것을 '교체 치료'라고 부른다.

　교체 치료가 가장 빈번하게 행해지는 것은 유방암일 것이다. 그 이유는, 첫째로 유방암 환자는 장기전이가 있어도 다른 고형암보다 평균적으로 생존기간이 길어서 항암제 투여가능 기간이 길다는 점, 둘째는 일본의 여성 평균수명이 길다는 점에서 알 수 있듯이 여성 암환자는 일반적으로 남성 암환자보다 원래 건강 체이기 때문에 항암제를 견디는 힘이 강하다는 점을 들 수 있다. 반대로 말하면 남성 환자는 평균적으로 볼 때 여성 환자보다 항암제의 독성이 강하게 나타나기 때문에 항암제의 위험성은 남성이 더 큰 것이 된다.

유방암에서는 교체 치료의 분석 자료가 풍부하다. 신약 개발을 위한 비교실험은 이전의 항암제치료에서 효과가 없었던 환자를 대상으로 실시되므로 '교체 치료 실험'이라고도 할 수 있기 때문이다. 여기서 중요한 전제는 장기전이가 있는 환자에게는 '절반생존기간이 일정'하다는 규칙이 있다는 점이다. 중요한 부분이므로 설명하고 넘어가고자 한다.

장기전이가 있는 환자들은 계속해서 사망하는데, 그 사망 시점에 어떤 규칙이 있다. 그 규칙은 일정기간 내에 사망할 확률은 어느 시점에서도 일정하게 같다는 것이다. 예컨대, 전이가 있다고 진단받은 후 6개월 이내에 사망할 확률이 6퍼센트라고 하자. 이는 환자가 100명이라면 6개월 후에는 6명이 감소해 94명이 된다는 뜻이다. 이 경우, 5년이 지난 시점에서의 사망 확률도 그 시점부터 6개월 이내에 6퍼센트인 것이다. 따라서, A라는 항암제로 치료를 받은 사람들의 '절반 생존기간 A'와 암이나 항암제로 사망하지 않고 B라는 항암제로 교체한 사람들의 '절반 생존기간 B'는 원칙적으로 같아야 한다. 그러나 실제로는 항암제를 바꿀 때마다 절반 생존기간이 짧아진다. 이를 나타내는 것이 〈표 6〉의 C곡선이다.

C곡선의 환자들은 이전에 항암제로 치료를 받았으나 효과가 없었던 환자가 대부분이며, 실험에는 도세탁셀docetaxel이라는 항암제가 사용되었다. 그 결과, 절반 생존기간은 처음 항암제를 사용한 B그룹보다 더욱 짧아졌다.(J Clin Oncol 2002; 20: 2812)

이처럼 장기전이가 있는 경우, 절반 생존기간은 치료를 하지 않으면 2.7년. 그런데 항암제를 사용하면 2년으로 준다. 또한 다른 항암제로 바꿨을 경우 1년 미만이 된다. 항암제를 사용하면 할수록 수명이 짧아진다는 실례가 여기에 있다. 그렇다면 항암제를 여러 번 바꿀수록 수명은 더욱 짧아지게 될 것이다. 그 실험의 예는 국립암연구센터 주오병원의 보고서에서 볼 수 있다. 이 병원의 특징은 항암제치료가 효과가 없다고 할 때마다 다음 치료로 교체하는 환자가 많으며, 무려 여덟 번이나 교체한 환자가 있을 정도다.

교체 치료를 중지한 환자들의 이후 생존곡선을 보면, 절반 생존기간은 간신히 3개월을 넘기고 있다.(상세한 내용은 〈표6〉) 대부분이 유방암 환자이므로, 만약 항암제를 사용하지 않았다면 환자들의 절반 생존기간은 2년 이상일 것이다. 그런데 항암제를 바꾸고 바꾸다가 수명이 이렇게까지 짧아진 것이다.

항암제치료 중단에 따른 연명효과

— 암 치료 현장에서는 최근 어떤 논문이 주목을 받고 있다. 장기전이가 있는 폐암환자를 대상으로 미국에서 실시한 비교실험의 결과다. 이 실험에서는 항암제치료를 시작한 환자를 두 그룹으로 나누어서 한쪽에는 항암제치료를 지속하고, 다른 한쪽은 항암제치료와 동시에 처음부터 완화치료[26]도 함께 시작했다. 구체적으로는, 완화치료과 의사의 진찰을 매월 받도록 한 것이다. 그 결과, 완화치료를 받은 그룹의 절반생존기간이 2.7개월 늘어났다.(N Engl J Med 2010; 363: 733)

'겨우 그 정도?'라고 생각할지도 모르지만, 항암제치료의들은 폐암의 경우 1, 2개월의 연명효과를 얻기 위해 온갖 고심을 하고 있어서, 그들에게 이 보고는 획기적인 것이다. 그래서 일본에서도 항암제치료에 처음부터 완화치료의를 참가시켜야 한다는 움

---

26   완화치료palliative care: 암에 의한 동통이나 고통을 완화시키는 처치법.

직임이 생겨나고 있다. 완화치료의를 항암제치료의 보좌역으로 삼으려는 것이다. 그러나 이는 비교실험의 결과를 잘못 해석한 것이다.

왜냐하면, 조기 완화치료로 생존기간이 늘어난 이유를 묻는 질문에 대해 이 비교실험에 참가했던 미국의 완화치료의는 '조기 완화치료 그룹에서는 종말기에 항암제치료를 중지하는 시기가 빠른 경향이 있었으며, 이것이 생존기간 연장에 기여했을 가능성이 있다'고 대답했기 때문이다.(「주간 의학계 신문週刊医学界新聞」 2012년 2986호)

결국 이 비교실험은 항암제 중단의 연명효과를 실증한 것으로 볼 수 있다. 그럼에도 불구하고 이 실험결과를 이용해 완화치료의를 항암제치료에 협력시키려고 한다면, 그것은 방향을 잘못 잡은 것이라고 밖에는 말할 수 없다.

환자와 가족에게 있어 완화치료의가 어떤 생각과 방침을 갖고 있는지는 중대한 문제가 된다. 완화치료의의 생각에 따라 환자와 가족에 대한 조언 내용이 결정되고, 항암제 사용을 계속할지 중지할지에 영향을 미치기 때문이다. 일본의 완화치료는 아직 역사가 짧기도 해서, 처음부터 완화치료를 시작한 전문의사가 적다. 현재 그 분야의 권위자인 사람들은 모두가 내과, 외과, 마취과 등에서 종사하다가 도중에 완화치료로 옮긴 것이다.

문제가 되는 것은 항암제치료를 전문으로 했던 사람들이 완화치료과의 요직에 있는 경우다. 이 책의 집필 시점에서는 간켄병원과 시즈오카암센터 등이 그에 해당한다. 그러한 시설에서는 완화치료의가 종말기 환자의 항암제치료에 협력하고 있을 가능성이 있으니, 특히 주의해야 한다.

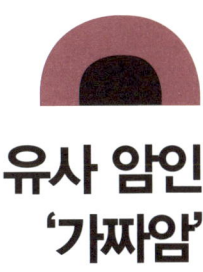

유사 암인 '가짜암'

전이하는 암과 전이하지 않는 암의 차이

원래 암은 '악성'의 대명사였다. 암은 계속해서 진행하며, 암에 걸리면 죽게 된다는 사실이 암을 손쓰기 어려운 질병으로 여긴 이유로 보인다.

현재 암은 죽지 않는 병이 되어가고 있다. 조기 위암이나 대장암의 경우 절제 후의 5년 생존율이 100퍼센트에 가깝다. 이 상황을 어떻게 생각해야 하는지가 문제다. 이 상황을 정말로 훌륭하고 멋진 의학의 진보로 받아들이고 기뻐하는 경우가, 물론 있을 것이다. 그러나 의학적으로 봤을 때는 지나치게 단순한 수용 태도라고 할 수 있다.

왜냐하면 암세포가 발생해서 사람을 죽음에 이르게 하기까지의 '암의 일생'을 생각하면, 조기 암이 발견되는 시점은 결코 초기가 아닌 오히려 만기이기 때문이다. 조기 암이 발견되는 것은 암 덩어리가 1센티미터 정도가 된 후인데, ①그 크기는 10억 개의 암세포가 모여 있는 것이다. 한편 '진짜암'이라면 장기전이가 잠재되어 있어서 치료해도 낫지 않기 때문에 ②수술했더니 나았다는 것은 그 시점에서는 몸의 어디에도 전이가 없었다는 증거다. ①과 ②를 합하여 생각하면 ③'진짜암'은 조기 암이라고 불리는 암세포가 10억 개까지 늘어나는 동안에 한 개의 암세포도 전이하지 못했고, ④그 시점을 지나자 처음으로 암세포가 전이해서 '진짜암'이 된다는 결론에 이른다. 그런데 ③과 ④는 자연현상으로 있을 수 있는 일일까?

실제로 장기전이가 있는 진짜암은 암의 일생에서 극히 초기에 전이되어 있는 것이다. 그 근거를 몇 가지 살펴보자. 처음부터 의사가 '이미 늦었다'고 하는 암이 있다. 이는 다른 장기에 전이가 발견되었기 때문인데 검사에서 발견할 수 있는 전이병터에는 적어도 1억 개 가까이의 암세포가 있다. 그것은 암세포가 전이한 것이며, 원발병터가 1밀리미터보다 훨씬 작았던 시기였다는 것을 의미한다.

두 번째로 전이가 없다고 생각해서 수술을 받았는데 1년 후에 전이가 출현했다? 흔히 있는 이야기다. 환자와 가족은 좀 더 빨리 검사를 받았다면, 암이 전이되기 전에 발견할 수 있었던 것은 아닐까 하며 후회한다. 그러나 그것은 반대로 생각한 것이다. 수술하고 얼마 후 발견이 가능한 크기의 전이가 출현했다는 사실이 원발병터가 1밀리미터 10분의 1과 같이 아주 작았을 때 전이가 생겼다는 증거가 된다.

세 번째로 암은 먼저 '암줄기세포'가 생겨나고, 그것이 '다른 수많은 암세포'의 근원이 된다는 사실이 밝혀졌다. 따라서 암줄기세포가 그 병터에 있는 암세포 전체의 성격을 결정하는 것이 된다. 그러면 만약 ①암줄기세포에 전이 능력이 없으면 그 외의 수많은 암세포도 전이능력이 없거나, ②암줄기세포에 전이 능력이 있으면 그 외의 수많은 암세포도 전이 능력을 갖고 있는 것이 된다. 그리고 ②의 경우, 전이는 이미 매우 초기에 생겨난 것이다.

전이가 매우 초기에 생긴 전형적인 예는, 앞에서 얘기했던 '원발불명암'이다. 암줄기세포가 생기면서 동시에 다른 장기로 전이했기 때문에 원발 부위에 암 병터를 형성할 수 없는 것으로 보인다.

이러한 근거를 통해 알 수 있듯이 진짜암이라면, 발생 초기에 이미 암세포가 전이되어 있다. 암의 일생에서 보면 '만기'인 조기 암이 되기까지 전이되지 않는다는 생각은 잘못이다. 장기전이가 없는 '조기 암'은 지금까지 검토해온 전이가 있는 진짜암과는 본질적으로 다른 것이다. 그래서 나는 장기전이가 없는 암에 '유사'라는 뜻을 담아 '가짜암'이라고 이름 붙였다.

암이라고 진단하는 근거는 무엇인가

— 그런데 왜 '가짜암'도 암으로 진단하는 것일까? 이는 현대의 암 진단법에 원인이 있다. 임상현장에서는 환자의 몸에 세포 덩어리인 '종양'을 발견한 시점부터 이야기가 시작되며, 그것이 '암'인지 아닌지를 진단하려고 한다. 이때 암인지에 대한 진단 기준에 '전이의 유무'를 채용하면 상당히 어려운 문제가 된다. 왜냐하면 체내에 전이가 있어도, 검사로 발견할 수 있는 크기만큼 자라지 않은 경우가 많기 때문이다. 그러나 전이가 발견되지 않는다고 '양성 종양'이라고 진단하면, 이후 전이가 나타나는 경우가 계속 발생한다.

그래서 임상현장에서는 원발병터를 조사하는 것만으로, 암의 여부를 판단하게 된다. 구체적으로는 조직을 현미경으로 조사하는 '병리검사'로 결정한다. 그런데 현미경으로 보면 전이가 있는 암과 전이가 없는 양성종양의 모습이 흡사하다. 전이가 없는 양성종양도 암으로 진단해버리는 것이다. 이 양성종양이 내가 말하는 가짜암이다. 양성으로 전이가 없는데 '조기 암'으로 승격되는 이유가 바로 여기에 있다.

독자나 독자의 가족이 암이라고 진단 받았을 때를 위해 이야기를 정리해보자. 환자에게 발견된 모든 고형암은 병리검사에서 암으로 진단되지만, 이 가운데에는 진짜암과 가짜암이 섞여 있다. 병리검사에서는 앞서 얘기했듯이 어느 쪽인지 판단할 수 없다. 단, CT 등의 화상검사로 장기전이가 발견되면 진짜암이다. 발견되지 않은 경우에는 진짜와 가짜 양쪽의 가능성이 남아있는 것이다.

각각의 경우가 어느 쪽에 해당하는지는 일반적으로 몇 년 기다리면 알 수 있다. 그 사이에 장기전이가 출현하면 진짜암인 것이다. 단, 일부 암에서는 상당히 늦게 전이가 출현하는 경우도 있어서 5년 정도로는 가짜라고 단언할 수 없다. 예컨대, 유방암은 매우 드물지만 10년 이상 지난 후에 전이가 나타나는 경우도 있다.

병터가 처음 발생한 장기에 따라, 그리고 진행도(병기)에 따라 진짜와 가짜의 비율이 달라진다. 예를 들어, 비소세포형 폐암은 1기면 70퍼센트 전후가 가짜이며, 나머지가 진짜다. 그러나 3기가 되면 95퍼센트 이상이 진짜이며, 4기는 반드시 장기전이가 있는 진짜암으로 정의한다.

조기 암에도 진짜암이 포함되어 있다. 물론 그 빈도는 낮다. 예를 들어, 대장의 용종암이나 자궁경부의 상피내암은 모두 가짜암이다. 암에 진짜와 가짜가 포함되어 있다는 사실을 알면 항암제의 불필요함은 한층 더 명백해진다.

진짜암에도 가짜암에도 항암제는 무의미하다

— 진짜암이라면 장기전이가 있어서 항암제치료를 받아도 낫지 않고, 독성으로 수명만 단축된다. 또한 가짜암의 경우에는 장기전이가 없기 때문에 원래 항암제치료가 필요 없다. 항암제로 독성을 뒤집어쓰는 것은 온전히 손해만 볼 뿐이며 수명을 확실히 단축시킨다.

특히, 문제는 수술 전이나 후에 행해지는 항암제치료다. 수술효과를 높이는 목적이어서 '보조화학요법'이라고 한다. 암수술의 대상은 전이가 있는 진짜암이거나, 전이가 없는 가짜암 중 하나이기 때문에 앞에서 설명한 이유로 항암제는 의미가 없으며 해롭기만 할 뿐이다. 그런데도 환자들은 주치의의 말만 믿고 항암제치료를 받는다. 그뿐만 아니라, 독성으로 몸이 엉망이 되어도 여전히 항암제치료를 계속하려고 한다. 그전까지 건강했던 유방암 환자가 사지에 신경마비가 와서 보행 장애로 지팡이를 짚고 걷게 되는 등의 상황이 자주 발생한다. 그런 경우를 접하면 환자도 무언가 잘못되고 있다는 것을, 항암제가 무의미하고 유해하다는 것을 좀 더 빨리 깨달았으면 하는 생각을 하게 된다. 그렇지만 책임은 의사에게 있다. 주치의가 권하지 않았다면 그렇게 될 때까지 항암제치료를 받는 일은 없기 때문이다.

가짜암을 방치하면 어떻게 될까?

— 암을 방치하면 어떻게 되는지 앞에서 검토했지만, 그것은 전이가 있는 진짜암의 경우다. 방치했는데, 가짜암이었던 경우는 이와는 다르게 생각해야 한다.

나는 지금까지 150명 이상의 암 환자를 치료하지 않고 정기적으로 진찰해왔다. 그 가운데 몇 년이 지나도 장기전이가 나타나지 않아, 가짜암으로 볼 수 있는 환자가 많이 있었다. 단, 방치한 경우의 모든 사례를 소개하기에는 지면의 제한이 있어 가짜암이라고 여겨지는 경우를 몇 가지만 열거하겠다.

- 폐암: CT검사에서 발견된 직경 30밀리미터 폐암. 3년 후의 CT검사에서 직경은 32밀리미터 되었다.

- 위암 : 50밀리미터의 조기 위암. 초진 이후 8년 경과. 방치 후 얼마 지나지 않아 검사에서 암세포가 발견되지 않았다.

- 위암: 18밀리미터의 진행성 위암. 방치 6개월 후의 검사에서 암이 축소. 초진 후 5년경과, 건재.

- 전립선암: PSA[27] 수치가 7년이 경과되는 동안 '4'에서 '7'로 상승. 건강 상태는 변화 없음.

- 전립선암: PSA 수치가 12년 경과하는 동안 '8'에서 '70'으로 상승. 건강 상태 변화 없음.

- 전립선암: PSA 수치가 '10 전후'에서 10년 경과 후 '100' 단위로 상승. 건상 상태 변화 없음.

- 유방암: 맘모그라피[28]에서 발견되었다. 유방 전적출술을 거부하고 22년경과, 건재.

- 자궁경부암: 검진에서 발견된 상피내암. 수술을 거부하고 7년 경과. 자궁경부는 정상.

- 자궁경부암: 검진에서 발견된 1B기의 샘암. 수술을 거부하고 3년경과. 국소 진찰을 원하지 않아 정기진찰에서는 문진만 하고 있다. 전이 징후 없음.

---

27 PSA(prostate specific antigen): 전립선 특이항원. 전립선의 상피세포에서 합성되는 단백분해 효소로 전립선 이외의 조직에서는 거의 발현되지 않아 전립선암의 선별에 이용되는 유용한 종양표지자. PSA의 참고치는 일반적으로 0~4ng/㎖.

28 맘모그라피mammographie: X선을 이용한 유방촬영영상.

- 방광암: 근육 층에 침윤한 진행성 암. 8년 경과로 종양이 40밀리미터에서 43밀리미터로 증대.

그 외에 나는 식도암, 신장암, 갑상선암, 자궁내막암, 대장암 등을 방치한 환자들을 진찰해왔다. 가짜암으로 보이는 사례에서는 암이 증대해도 급속하게 증대하는 경우는 없었으며, 크기가 변하지 않는 경우, 축소하는 경우, 소실하는 경우도 볼 수 있었다.

암 방치 환자의 경과를 진찰하면서 확인할 수 있었던 사실 가운데 중요한 것은 가짜암은 방치해두어도 새롭게 전이하지 않는다는 것이다. 특히, 이를 실제 진찰 경험으로 확인할 수 있었던 점이 중요하다고 생각한다.

조기발견 암은 가짜암일 가능성이 높다

― 단, 암을 방치한 환자 가운데에는 초진 검사에서는 발견되지 않았던 장기전이가 나타난 경우도 얼마간 있다. 그런 경우, 원발병터와 전이병터의 크기를 비교하면 암세포가 전이한 시기를 추정할 수 있다.

그 가운데 유방암과 신장암의 경과를 환자의 실제 증언과 함께 『암 치료가 당신을 죽인다』에서 소개한 바 있다. 그 분석을 통해 장기전이는 원발병터가 발견 가능한 크기가 되기 훨씬 이전에 생겼다는 것을 확인할 수 있었다. 원발병터 발견 당시에 전이가 잠재되어 있지 않은 가짜암은 방치해두어도 전이하지 않는다.

가짜암이 전이하지 않는다고 하면, 장기전이가 있는 진짜암은 어디서 오는 걸까? 각 조직의 정상세포가 갑자기 '암화'해서 '암세포'가 되고, 그것이 증식하는 것으로 보인다. 조금 더 자세하게 설명하면, 각 정상조직에는 '줄기세포'가 있고, 줄기세포는 그 밖의 수많은 정상세포를 만들어 내는 '원조세포'다. 이 정상 줄기세포의 유전자가 변화해서 '암줄기세포'로 변하고, 그 밖의 수많은 암세포를 만들어내는 것으로 보인다. 그리고 암줄기세포에 전이능력이 갖춰져 있으면, 거기에서 파생하는 병터가 진짜암이 된다. 암줄기세포에 전이능력이 없으면, 병터는 가짜암이 되는 것이다.

이를 테면, 검사를 통해 조기 발견한 작은 '암'의 경우, 가짜암일 가능성이 높다. 특히 위나 대장의 점막내암, 자궁경부의 상피내암, 유방의 유관내암 등은 100퍼센트 가짜암이다. 이에 반해 폐암은 아주 작을 때 발견해도 진짜암인 경우가 20퍼센트 정도 섞여 있다.

어느 쪽이든, 진짜암이라면 장기전이가 있기 때문에 아무리 빨리 발견해도 치료할 수 없으며, 가짜암이라면 전이로 사망하는 일은 없다. 암의 조기 발견은 이처럼 무의미하다. 그러나 암 검진이나 종합건강검진은 다수의 의료기관의 '경제'를 지탱하고 있다. 그런 까닭에 전문가들이 검진의 무의미함을 인정하는 일은 앞으로도 절대 없을 것이다. 독자들은 전문가의 말에 의지하지 말고, 자신의 머리로 생각하고 행동해야 한다.

중요한 부분이므로, 체내의 어딘가에 있을 가짜암을 발견하지 않고 방치해 두면 어떻게 될지에 대해 정리해보자.

가짜암의 방치 결과에 대해 앞에서도 이미 설명했지만, 검사에서 발견되지 않은 경우에도 같은 일이 체내에서 일어나고 있다고 볼 수 있다. 이러한 경우로 미루어볼 때 가짜암은 발견되지 않아도 체내에서 크게 자라 생활의 질을 떨어뜨리는 증상을 일으키는 일은 드물다고 볼 수 있다. 단, 예외적으로 가짜암이 크게 자라 출혈, 식도폐색, 장폐색, 요관폐색, 성대마비 등의 증상을 일으키는 경우가 있을 수 있다. 가짜란 전이가 없다는 뜻일 뿐이며, 병터가 크게 자라는 경우는 드물지만 있을 수 있기 때문이다.

이러한 증상이 발생한 경우의 대부분은 진짜암으로 생각하지만, 가짜암인 경우도 있을 수 있는 것이다. 후자의 경우에는 장기전이가 없기 때문에 치료하면 낫는다. 따라서 암을 수술해서 수명이 연장되었다거나, 전이가 나타나지 않았다거나, 혹은 치료되었다고 하는 경우는 이처럼 가짜암이다.

암으로 진단받았을 때의 대처법, '방치치료를 권한다'

암에 '진짜'와 '가짜'가 있다는 것을 이해했다면, 암 진단을 받았을 때의 대처법도 해결된다. 구체적인 경우에 대해서는 3장에서 설명할 것이니, 여기서는 대처법의 대략적인 요점만을 정리하겠다.

① 폐 전이나 뼈 전이 등 다른 장기로의 전이가 명확한 경우

앞서 얘기했듯이 수술이나 항암제치료를 받으면 수명이 단축된다. 원발병터의 증대나 전이로 인해 생활의 질이 떨어질 정도의 증상이 있으면 진통제나 방사선치료 등 수술 이외의 방법으로 증상을 완화시키도록 한다. 몸에 부담을 적게 주고 증상을 완화할 수 있는 처치법에는 연명효과가 있다고 볼 수 있다.

② 원발병터에 기인하는 증상이 있지만 다른 장기전이의 유무가 불명확한 경우

자궁출혈이나 방광출혈은 가짜암일 경우가 많으므로, 출혈이 진짜암의 증거라고 생각하지 않는 편이 좋다. 단, 그 이외의 식도폐색, 장폐색, 요관폐색과 같은 증상은 가짜암도 있지만 진짜암인 경우도 늘고 있다. 어느 쪽이든 생활에 지장을 주는 증상은 비수술적으로 대처하는 것을 원칙으로 하자. 혀암, 식도암, 방광암, 자궁경부암 등은 방사선으로 치유될 수 있다.

스킬스 위암은 전이의 존재가 명확하지 않아도 반드시 복막 전이가 있어서 수술을 하면 수명이 확실하게 단축된다. 이런 이유에서 수술은 금기라고 생각해야 한다. 드물지만 이러한 증상의 출현을 '하늘의 뜻'이라고 생각하고, 치료를 받지 않고 지내면서 죽음을 맞이하려는 사람들이 있다. 나도 몇 명을 접해보았다. 그것도 인생을 마감하는 하나의 방법이며 본인이 깊이 생각한 결과이므로, 가족이나 지인은 받아들이기 어렵겠지만 그 뜻을 존중하는 것이 좋다고 생각한다.

③ 증상이 없는데 발견된 암

정기검진이나 종합건강검진 등에서 발견되는 것 외에, 암 발견 이외의 목적으로 한 의학검사에서 우연히 발견되는 것도 포함된다. 가짜암이 많지만, 진짜암의 경우도 있다. 다른 장기전이의 존재가 명확하다면, 어떤 치료를 해도 낫지 않으며 치료로 인해 생활의 질이 악화되고 수명이 단축되는 결과로 끝나기 때문에 방치치료를 선택하는 것이 유리하다.

다른 장기전이가 명확하지 않은 경우도 가짜암이거나 진짜암 중 하나다. 증상이 없기 때문에 한동안 상태를 지켜보면서, 전이의 유무를 확인하는 것이 현명하다. 만약 전이가 발견되고 증상이 나타났다면 ①로, 전이가 명확하지 않지만 증상이 나타난 경우에는 ②로 돌아가서 생각하면 된다.

현실적인 문제로 암을 진단받은 경우 치료하지 않고 방치하는 것은 심리적으로 어려울 것이다. 그로 인해 각종 폐해가 있다는 사실을 알면서도 치료를 받는 사람이 대부분인 것이 현실이기 때문이다. 나는 그러한 심리상태를 충분히 이해할 수 있다. 심리적 불안감도 증상의 하나로 생각하면, 불안감 완화를 위한 암 치료도 정당하다고 할 수 있을 것이다.

단, 암 치료에는 다양한 불이익이 있어서, 심리적으로는 개선되어도 몸이 후유증을 안게 되거나 이로 인해 수명이 단축될 수도 있다. 그러한 진퇴양난의 딜레마에 빠지지 않도록, 증상이 없고 건강하다고 느끼는 사람은 암을 발견하는 계기가 되는 각종 의학적 검사를 멀리하는 것이 이후의 장수를 위한 수칙이다.

④ 예외적인 경우? 간암

간은 예비 기능이 커서, 암이 간의 절반을 점거해도 기능에 이상은 나타나지 않으며, 80퍼센트 정도가 되어야 마침내 기능이 저하되어 암을 깨닫게 된다. 그 크기가 되면 라디오파를 이용하는 고주파 열치료술은 물론, 수술도 어렵다. 따라서 간암은, '가짜암은 증상이 나타난 후에 발견하고 치료하면 된다'는 원칙의 예외가 되는 것처럼 보이기도 한다.

단, 간암은 '정상적인' 간에는 나타나지 않는다. 기초질환으로서 간경화증이나 만성간염이 있는 경우에 그것을 바탕으로 해서 '암'이 발생한다는 말이다. 그러니 기초질환이 있는 사람은 정기적으로 검사를 받아야 한다. 따라서 건강한 사람은 검사를 받을 필요가 없다는 원칙은 여전히 유효하다.

3장

암을 어떻게 해야 할까?

검진

사례 1
용종을 절제한 후에는 어떻게 하면 좋을까

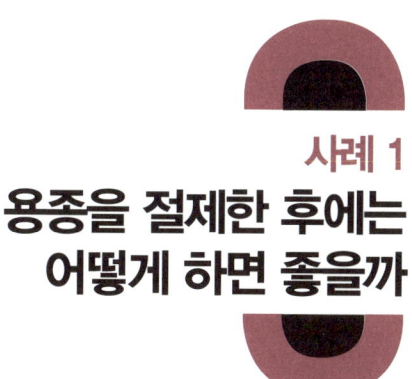

아무 것도 하지 않아도 된다, 내시경검사도 필요 없다.

―

질문: 대장내시경 검사에서 대장용종이 2개 발견되었다. 의사가 내시경으로 용종을 절제했으며, 세포검사 결과 암 세포로 진단했다. 앞으로 무엇을 하면 좋을까.

암 진단을 받고 무척 걱정했을 환자에게 깊은 위로를 전한다. 단, 결론부터 말하자면 이 타입의 암은 걱정할 필요가 없다.
대장점막이 반원, 또는 버섯 형태로 부풀어 오른 용종을 절제하고, 현미경검사(병리검사)를 하면 대부분은 '양성'으로 진단되지만, '암'으로 진단되는 경우도 있다. 그 경우, 용종 전체가 암이 아니라, 용종의 일부에 암세포가 나타나는 것이 예사다. 용종암이란 종양이 점막 내에 붙어있는 점막내암의 일종이다. 일본에서 용종암이라고 진단하는 것을 구미에서는 암이 아닌 양성종양으로 진단한다. 일본과 구미의 병리의의 진단기준이 다르기 때문이다. 대장 벽은 안쪽부터, 점막, 점막하층, 근육층, 장막(복막)의 순으로 구성되며, 암세포는 점막의 상피세포에서 발생한다. 여기까지는 일본과 구미 병리의의 생각은 같다.

달라지는 것은 그 다음이다. 일본의 병리의는 상피세포의 모양과 배열 등의 변이를 근거로 암으로 진단하려고 한다. 이에 반해 구미의 병리의는 그것만으로는 암이라고 진단하지 않는다. 암이라고 진단하는 것은 생명을 위협할 가능성이 있다고 판정하는 것과 같다. 그러기 위해서는 종양에 주변 조직이나 장기에의 침투 능력이나, 다른 장기로의 전이 능력이 있어야 한다.

그런데 용종암은 점막 내에 머물 뿐 주변으로 침투하지 않으며, 전이도 보이지 않는다. 실제로 용종 환자가 대장암으로 죽는 경우는 없다. 결국 모든 용종암은 내가 말하는 가짜암인 것이다. 일본에서도 용종암 진단으로는 보험금이 지급되지 않는 암보험이 많아, 실질적으로 가짜암으로 인정하고 있다. 그래도 용종을 절제하지 않고 방치하면, 점막하층의 더욱 아래인 근육층 깊이 침투, 주변장기로 침입하거나 다른 장기로 전이하는 진행성 대장암으로 변하는 것은 아닐지 걱정하는 사람도 있을 것이다. 이 부분에서는 용종암을 방치·관찰한 경우가 없어서 단정적으로 이야기할 수 없지만, 다음과 같은 사실은 지적할 수 있다.

만약, 용종암을 방치하면 암이 근육층 깊이 침투한다고 하자. 그렇게 되면 용종부분과 근육층 안쪽 침투부분의 암이 하나의 덩어리가 되는 시기가 반드시 있어야 한다.

그런데 지금까지 세계에서 수십만, 수백만의 대장암이 수술을 통해 절제되고 있음에도 불구하고, 용종부터 근육층 깊이까지 하나의 덩어리가 된 진행성 대장암은 발견되지 않았다. 그 이유는 용종암이 진행성 암으로 이행한다는 전제가 틀렸기 때문이라고 볼 수 있다. 어느 쪽이든 용종암은 가짜암이다. 질문자는 앞으로 아무 것도 할 필요가 없다. 불안감만 키우는 내시경검사는 앞으로 받지 않는 것이 가장 좋다.

사례 2
CT만으로 암 진단 받았는데, 확실한가

진행암이라면 진찰만으로 알 수 있다

질문: 58세의 남성이다. 혹시나 해서 받았던 건강검진의 초음파 검사에서 이상이 발견되었고, CT촬영에서 담낭암이라는 진단을 받았다. 외과의는 '수술해도 소용이 없으므로 항암제치료를 하자'고 한다. 조직 검사도 하지 않았는데 단정할 수 있을까?

암 검사에서 조직을 채취하고 현미경으로 검사하는 '병리검사'가 중요한 때는 종양이 작거나 조기 암인 경우다. 양성종양과 구별이 어렵기 때문이다.

그런데 진행암 환자는 진찰만으로 암을 판단하는 경우가 많다. 예를 들어, 혀나 자궁경부의 진행암은 눈으로 보고 손가락으로 만져보는 것만으로 암을 진단할 수 있다. 폐암, 위암 등도 보는 것만으로 진단 가능한 경우가 대부분이다.

단, 위암 등은 체내에 있어서 직접 육안으로 볼 수 없다. 그래서 내시경이나 CT 등으로 검사하게 된다. 그 중 덩이의 '실루엣'을 보는 CT보다, 덩이의 '색'이나 '형태'를 확인할 수 있는 내시경이 진단확실성은 높다고 할 수 있다. 그러나 담낭처럼 내시경을 넣을 수 없는 부위는 CT에 의지할 수밖에 없다. 그렇다고 해서 불확실하다는 것은 아니며, 담낭암에 특징적인 소견이 인정되면 암으로 진단할 수 있다.

담낭암의 특징적인 CT소견으로는 ①암이 간에 침윤하고 있고, ②담낭의 종양과 함께 림프샘 전이가 나타나는 경우 등을 생각할 수 있다. 위 질문자는 아마도 그런 소견이었을 것이다. 그러한 담낭암의 특징적인 소견은 동시에 예후가 좋지 않다는 신호이기도 하며, 무엇을 해도 낫지 않는다는 것을 뜻한다. 진행한 담낭암이 낫지 않는다는 것은 절제한다고 하더라도, '반드시'라고 말해도 될 정도로 암이 간에 재발하기 때문이다. 그래서 진행한 담낭암은 수술하지 않고 그냥 두는 것이 타당하지만, 대부분은 수술이 시행되고 있다. 그러나 담낭 절제수술을 하면 필연적으로 간을 손상시키기 때문에 암이 증식하기 쉬운 상황이 된다.

결국, 수술로 제거하지 못한 암세포는 수술로 생긴 간의 상처를 따라 폭발적으로 증식하게 되어, 수술하지 않았을 경우에 비해 환자의 수명을 단축시킨다. 현재 일정 정도 진행한 담낭암 수술 후 치유의 기준으로 보는 5년 생존율은 거의 '0퍼센트'다.

이 사례의 외과의는 수술해도 낫지 않는다는 것을 인정하고 있다. 메스를 쥐는 의사들은 기회만 있으면 수술하고 싶어 한다. 그런데도 외과의 자신이 수술은 의미가 없다고 한다면, 정말 어쩔 수 없는 경우다. 환자로서는 있는 그대로 받아들여야 한다. 이와는 반대로, 어떤 암이든 '수술하자'고 한다면 물러나서 경계하는 것이 '현대 환자학'의 핵심이다. 어찌되었든 간에, 수술 적용에 대한 이 외과의의 태도는 타당하다. 그러나 항암제를 권한 것은 받아들일 수 없다. 항암제치료도 수명을 단축시키기 때문이다.

일본에는 담낭암 수술에 관한 전국적인 통계가 있다. 그 보고 논문에는 수술을 받은 후에 항암제를 사용한 경우와 사용하지 않은 경우로 나누어 생존율을 비교한 결과, 전자가 생존율이 확실하게 낮았다.(Cancer 2007; 110: 572) 그러한 사실에서 추측해보아도 수술하지 않는(할 수 없는) 경우에 항암제를 사용하면 수명이 단축되는 것은 확실한 것으로 보인다. 결국 증상이 없는 한 아무

치료도 받지 않는 편이 남은 수명을 최대한 연장할 수 있는 최선책일 것이다.

사례 3
PSA수치 '6'으로 암을 의심할 필요가 있을까

완전히 무시해도 좋다

질문: 60세의 남성이다. 검진에서 혈중 PSA수치가 6으로, 정상보다 높아 '전립선에 바늘을 꽂는 조직검사를 하자'고 한다. 필요가 있을까?

PAS(전립선특이항원)은 전립선암의 종양 선별에 이용되는 유용한 종양표지자로 보고 있다. 채혈만으로 알 수 있기 때문에 암 검진법으로 보급되어 있어, 정기검진이나 종합건강검진에서 PSA수치가 높게 나와 고민하는 사람들도 적지 않을 것이다.

PSA의 참고치(흔히 말하는 정상치)는 '4'로 보고 있다. 그러나 이 수치를 넘어도 암이 아닌 사람이 대부분이어서, 조직검사를 한 경우 전립선암이 발견되는 비율은 네 명 중 한 명 정도다. PSA는 정상적인 전립선세포에서도 만들어져서 암이 아니라도 높은 수치가 나타나기 때문이다. PSA는 혈중에 유입되기 쉬워 자전거 안장에 전립선이 자극되는 것만으로도 높은 수치가 나타난다. 반대로, PSA가 2~4 정도로 낮아도 조직검사를 하면 전립선암이 몇 십 퍼센트 정도 발견되기도 한다. 결국, 수치가 높아도, 낮아도 예상이 빗나가는 경우가 많아 암 검진의 수단으로는 의문이 든다.

가장 큰 문제는 PSA로 전립선암을 발견해서 치료한다고 해도 암사망을 막지 못하며, 수명도 연장되지 않는다는 점이다. 이는 구미에서의 복수 비교실험이 증명하고 있다. 수만 명의 건강한 남성을 두 그룹으로 나눠 한쪽은 PSA를 정기적으로 측정하고, 다른 한쪽은 증상이 나타날 때까지 검사를 하지 않는 비교실험이 여러 번 시행되었다. 그러나 어느 쪽이든 사망률은 변화가 없었다. PSA검사를 받은 그룹은 전립선암이 바로 발견되어 치료를 받았음에도 불구하고, 사망률은 검사하지 않은 그룹과 차이가 없었던 것이다.

그러한 실험결과를 받아 들여 미국질병예방특별위원회

(USPSTF, US Preventive Services Task Force)는 2011년 '연령, 인종, 가족력과 상관없이 PSA검사가 사망률을 낮추는 증거로는 보이지 않는 것으로 판단, 모든 남성에게 검사를 권장하지 않는다'는 권고안을 정리했다.

최근에는 더욱 직접적인 비교실험 결과가 보고되었다. PSA검사에서 발견된 전립선암 환자에게 ①전립선 전적출술을 시술한 그룹, ②진행이 보일 때까지 치료를 하지 않은 그룹의 비교실험이다. 결과는 전립선암에 의한 사망률도, 뇌졸중이나 심근경색 등을 포함한 전체 사망률도, ①②에 차이가 나타나지 않았다.(N Engl J Med 2012; 367: 203)

그러나 미국에서도, 일본에서도 비뇨기과의를 중심으로 하는 'PSA검진업계'는 그러한 자료나 권고를 무시하고 검진 홍보 등의 영업을 계속하고 있다. 그 결과, 지금까지도 많은 사람들이 전립선암 진단을 받고 무의미하고 유해한 치료를 강요받고 있는 것이다.

PSA검사를 받은 적이 없다면, 앞으로도 평생 검사를 받지 않도록 하자. 종합건강검진 등을 받을 경우에는 PSA를 검사항목에서 제외시켜야 한다. PSA가 기준 수치 이내이기 때문에 다음에도 괜찮을 거라고 생각하고 있는 사람도 나이를 먹으면서 수치가 높아진다. 어떤 이유로 일시적인 상승이 일어나 가슴이 철

렁하는 일이 생길 수도 있다. 검진을 받지 말아야 한다.

문제는 상담자처럼 'PSA수치가 높다'는 진단을 들은 경우다. 여러 가지 생각이 들면서 갈등이 커지게 된다. PSA수치가 높은 원인이 전립선암 때문이라고 하자. PSA가 6 정도인 경우에 만약 전립선암을 발견했다 하더라도, 그 99퍼센트는 방치해도 생명을 위협하지 않는 가짜암이다. 남은 1퍼센트는 이미 장기전이가 있어서 치료해도 낫지 않는 진짜암이다. 이는 의학적 사실이며, 어느 쪽이든 치료의 의미가 없고, 해로울 뿐이다. 따라서 PSA 수치가 높다는 결과가 나와도 조직검사를 받지 말고, 이후로는 PSA를 측정하지 않도록 하는 것이 좋다.

사례 4
유방촬영검사에서 멍울이 발견됐는데

가짜암이므로 진단 자체를 잊어버리자

질문: 40세의 여성이다. 맘모그래피 검진에서 석회화가 발견되어 조직검사를 하자고 한다. 유방에 멍울은 없다. 어떻게 하면 좋을까.

손으로 만져도 멍울(덩이)이 만져지지 않고, 맘모그래피에서만 발견되는 것은 조직검사에서 '암'으로 나와도, 성질은 가짜암이다. 멍울로 만져지지 않는 이유는 딱딱하지 않기 때문이다. 암이 장기의 기능 상실을 일으키려면 어느 정도 딱딱해야 한다. 정상조직에 비해 딱딱하기 때문에 중요기관의 주요부분을 압박해서 기능 상실 상태에 빠뜨릴 수 있는 것이다. 그러나 멍울을 만들지 않고, 또는 만들지 못하는 '맘모그래피에서 발견된 암'은 그러한 딱딱함이 없어 가짜암이라고 할 수 있다.

맘모그래피 검사는 구미에서 여러 번 실시되었던 랜덤 비교실험에서 비검진 그룹에 비해 검진 그룹의 유방암 사망자수가 감소했다는 결과를 근거로 시행되었다. 그런데 그 랜덤실험 결과를 다시 조사하자 사망자수는 감소하지 않았다는 사실이 판명되었다.(Lancet 2000; 355: 129)

그럼에도 불구하고, 일본에서도 구미에서도 맘모그래피 검진은 폐지되지 않고 있다. 특히 일본에서는 '의미가 없다'는 앞의 발표가 있은 후에, 관민官民이 앞서서 맘모그래피 검진의 도입과 보급에 혈안이 되었다. 그 이유가 후생노동성, 기계생산업체, 검진사업자, 의료기관 등으로 이루어진 검진분야의 이익확대에 있다는 것은 명확하다. 그 결과, 검진을 받은 여성들은 엄청난 불이익을 당하고 있다. 예를 들어, 맘모그래피는 진짜암이 아닌 사람까지 암으로 '의심'되는 것으로 만들어, 이른바 '거짓양성' 결과를 많이 만들어낸다. 의심되는 것으로 여겨지면 두꺼운 바늘을 환부에 꽂아 조직을 채취하기 때문에 '무죄'가 밝혀져도 정신적으로 깊은 타격을 받는다.

그러나 사람의 심리가 이상한 것은, 거짓양성으로 판명된 경우에 불확실한 검사에 화를 내고 맘모그래피를 멀리하는 것이 아니라, 그 이후 오히려 더 열심히 검진을 받는다는 것이다. 암에 대한 공포가 커졌기 때문일 것이다. 그 결과 두 번, 세 번 거짓 양성 판정을 받게 된다. 만약에 유방암이 발견된 경우라면 불이익은 더욱 커진다. 유방이 적출될 가능성이 높기 때문이다.

사실 유방의 가짜암은 장기전이가 없지만, 유관속을 떠도는 것처럼 퍼져있는 경우가 많다. 그런 경우 생명에는 지장이 없어서 그대로 두면 되지만, 조직검사에서는 '암'으로 간주된다. 그래서 외과의는 유방 전적출술을 하려고 한다. 이에 반해, 멍울로 발견된 유방암은 장기전이가 되었을 가능성이 있지만, 유방 내에서는 비교적 국한되어 있어서 유방온전요법으로 끝낼 수 있는 경우가 많다. 그러나 '맘모그래피에서 발견된 암'은 쉽게 수술할 수 있음에도 불구하고 유방을 전부 적출한다. 정말로 아이러니한 이야기다.

그러면 상담자는 구체적으로 어떻게 하면 좋을까. 나는 세컨드오피니언을 듣기위해 방문한 사람에게 맘모그래피에서 발견된 암은 가짜암이니, 암이라고 진단받은 것 자체를 잊고 일상생활로 돌아가라고 조언한다. 그리고 두 번 다시 맘모그래피 검사는 받지 말고, 만일 멍울이 만져지면 그때 병원에 가서 검사를 받으라고 덧붙인다. 상담자의 경우는 아직 조직검사를 하지 않았기 때문에 그 단계에서 멈추면 될 것이다.

사례 5
종합건강검진에서 폐에 음영을 발견했는데, 정밀검사를 하는 편이 좋을까

암 CT검사는 사망률을 높이므로 가까이 하지 않는 것이 현명

질문: 정년퇴직한 63세의 남성이다. 인생을 다시 출발한다는 마음으로 건강상태를 확인하기 위해 종합건강검진을 받았는데, CT에서 폐에 1.5센티미터의 음영을 발견했다고 한다. 기관지경에 의한 생체검사를 추천받았는데 어떻게 해야 할까.

과거 폐암 검사에는 흉부뢴트겐촬영이 이용되었다. 한 장의 필름에 폐 전체를 찍는 검사로, 음영이 찍히면 정밀검사를 하여 폐암이면 수술이나 방사선치료를 하게 된다. 일반인들은 당연히 암이 조기에 발견되면 늦기 전에 치료해서 생명을 구할 수 있는 사람이 늘어난다고 생각할 것이다.

그러나 전문가들은 생명을 구할 수 있는 가능성은 불명확하다고 생각하여 비교실험을 했다. 수천 명의 건강한 사람을 두 그룹으로 나누고, 한쪽에는 정기적인 뢴트겐촬영을 했으며(검진 그룹), 다른 쪽은 어떤 증상이 나타나기 전까지 검사를 하지 않는(방치 그룹) 실험이었다.

미국에서 실시한 비교실험에서 발견된 폐암환자는 206명 대 160명으로, 확실히 검진 그룹이 많았다. 그런데 폐암 사망수도 122명 대 115명으로, 이 역시 검진 그룹 쪽이 많았던 것이다.(J Occup Med 1986; 28: 746) 검진 그룹에서 폐암 발견자수가 높았던 것은 방치해도 상관없는 가짜암을 불필요하게 발견해냈기 때문일 것이다. 한편, 검진을 해도 폐암 사망자수가 줄지 않고 오히려 늘어난 것은 진짜암은 조기에 발견해도 이미 장기전이가 있었기 때문에 생명을 구할 수 없다는 점, 그리고 수술 후유증으로 사망하는 사람이 늘어났던 점이 원인일 것이다.

체코에서도 같은 비교실험이 실시되었고, 그 결과 검진을 하면 폐암 발견자수가 늘어났지만, 폐암 사망자수 역시 64명 대 47명으로, 검진 그룹이 많았다. 이 실험에서는 암, 뇌졸중, 심근경색 등 모든 사인에 의한 '총사망자수'가 제시되었는데, 이 역시

341명 대 293명으로 검진 그룹이 많다.(Int J Cancer 1990; 45: 26) 총사망자수가 증가한 이유는 명확하지 않지만, 의료계에서는 의료행위를 받는 수가 늘어나면, 사망률도 높아진다는 일반법칙이 있으니, 그 한 예일 것이다.

그러자 폐암 검진을 포기할 수 없는 사람들, 즉 전문가들은 CT검진을 시작했다. 이 역시 구미에서 비교실험을 실시 중이며, 몇 가지 연구결과가 보고되었다. 가장 규모가 큰 실험은 미국에서 시행된 실험으로, CT검진을 하면 폐암 사망률이 조금 낮아졌다고 보고되었다.(N Engl J Med 2011; 365: 395) 그러나 비교대상이 된 그룹이 방치된 것이 아니라, 흉부뢴트겐촬영을 정기적으로 시행했다는 점이 문제다. 왜냐하면 앞에서 얘기했듯이 흉부뢴트겐촬영 시행 그룹은 방치 그룹에 비해 폐암 사망자수와 총사망자수가 높았기 때문에 이와 비교하여 설득력 있는 결론을 얻을 수 없다. 또한 이 실험은 CT검진을 생업으로 하는 상업적 시설이 실시했기 때문에 신뢰성에 문제가 있다.

한편, 유럽에서도 CT검진에 관한 몇 가지 비교실험이 실시되었는데, 이탈리아에서 두 건, 덴마크에서 한 건의 실험결과 보고가 있었다. 이들 실험도 역시나 비교대상이 된 그룹이 방치 그룹이고, 연구 시설에서 실시했기 때문에 신뢰성이 높다고 할 수 있다.(Am J Respir Crit Care Med 2009; 180: 445, Eur J Cancer Prev 2012; 21: 308,

Thorax 2012; 67: 296)

　이들 세 실험에서의 사망자수를 합산하면 폐암 사망자수는 47명 대 38명, 총사망자수도 138명 대 107명으로, CT검진 그룹이 많다는 결과였다. 결국 CT검진은 폐암 사망률을 낮추지 못하고 오히려 높인 듯이 보이며, 총사망자수도 많아졌다.

　따라서 질문자의 경우 기관지경 등의 정밀검사를 하지 않는 편이 좋다. 그렇지만 이상이 있다는 진단을 받으면 검사 포기는 쉽지 않을 것이다. 이처럼 난감한 사태에 빠지지 않도록 애초에 CT검진을 멀리하는 것이 좋다.

방치치료

사례 6
갑상선암, 방치하면 어떻게 될까

상담자의 경우라면 사망하지 않는다

질문: 지방의 암거점병원에서 갑상선유두암이라는 진단을 받았다. 주치의는 갑상선 및 경부림프샘 절제를 권하고 있다. 수술은 받고 싶지 않지만, 가족도 수술을 권유하고 있는 상황이다. 방치하면 어떻게 되는가.

갑상선암은 비교적 드문 질환이었다. 목뼈 아래쪽에 딱딱한 덩이가 생기면서 발견되며, '미분화 암' 등 네 가지 타입으로 나뉜다. 그 중 유두암이 가장 많아서 약 90퍼센트 정도를 차지한다.

갑상선유두암은 폐나 뼈 등의 다른 장기전이가 적고, 전이가 발견되어도 수명이 오래 연장되는 경우가 많아 생명 예후가 매우 좋은 암이다. 실제로 한 통계에서는 15년 동안의 갑상선유두암 사망률은 단지 2퍼센트에 불과했다.

한편, 다른 원인으로 사망한 사람들을 해부하면, 그 30퍼센트에서 미세한 유두암이 발견된다. 이 사실을 통해 미세암의 99.9퍼센트는 증상이 없는 암으로 보고 있다. 최근 초음파검사기기의 정밀도가 향상되어 정기검진이나 종합건강검진 등에서 미세유두암이 다수 발견되고 있다.

덩이가 없어도 초음파검사로 발견한 미세한 병변에 침을 꽂아 세포를 검사하는 흡인세포검사를 하면, 유두암으로 진단하는 것이다. 초음파검사에 의한 미세유두암의 발견율은 상당히 높아, 100명 중 최대 40명이 미세유두암 진단을 받는다. 상담자의 사례도 빈도를 볼 때 아마도 초음파검사에서 발견되었을 것이다. 미세유두암이라고 해도 발견되면 갑상선의 부분, 또는 전적출술에 더해 경부림프샘 제거까지 시술되어, 적지 않은 후유증이 남는다.

그러나 앞서 얘기했듯이, 이러한 미세유두암은 본래 증상이 있는 암으로 변하지 않는 것이 압도적으로 많다. 그래서 미세유두암에 수술을 시행하는 것은 지나치다고 생각하는 외과의도 나타나기 시작했다. 일본의 몇 시설에서 미세유두암을 수술하지 않고 방치해서 경과를 관찰하는 의료행위가 나타나기 시작한 것이다.

예를 들어, 간켄병원 두경(頭頸)과에서는 1995년부터 2008년 사이에, 1센티미터 이하의 미세유두암으로 갑상선 주위조직 침투나 림프샘 전이가 명확하지 않은 244명의 환자에게 방치 관찰 치료를 제안했다.(World J Surg 2010; 34: 1222) 그 가운데 230명(94%)이 방치 관찰 치료에 동의했고, 14명은 수술을 받았다. 한 사람이 복수의 병터(미세암)를 갖고 있는 경우가 많아서 방치 관찰한 미세유두암의 총 병터는 300개였다. 그 결과 1년에서 17년(평균 5년)의 경과 관찰 기간 중에 병터의 크기가 증대한 경우는 300병터 중 11병터(7%), 변화가 없는 경우는 269병터(90%)였고, 작아진 경우는 9병터(3%)였다. 세 명은 림프샘 전이가 있었지만, 주위 조직으로 침투하거나 다른 장기로의 전이가 발견된 환자는 0명이었다. 병터가 증대한 환자와 림프샘 전이가 발견된 환자에게는 수술을 권했으며, 병터에 변화가 없어도 환자 자신이 수술을 희망하는 경우도 있었다. 결국 130명 중 16(7%)명이 방치 관찰 후 수술을 받았다. 암으로 사망한 환자는 없었다.

고베 시에 있는 구마병원도 비슷한 시도를 하고 있다. 1센티미터 이하의 미세유두암 환자 1천 385명 중 340명(25%)이 방치관찰을 선택했다고 한다. 간켄병원에서의 방치 선택률(94%)과 크게 차이를 보이는 것은 외과의의 설명내용과 태도가 달랐기 때문일 것이다. 구마병원에서의 방치관찰 결과도 간켄병원과 비슷하다. 병터가 증대한 환자는 9퍼센트였고, 다른 장기로의 전이는 나타나지 않았으며, 암으로 사망한 환자는 없었다. 한편 7명(2%)에게 림프샘 전이가 있었다.(World J Surg 2010; 34: 28) 구마병원의 다른 논문에서는 경부림프샘 제거를 한 미세유두암 환자 가운데 50퍼센트나 림프샘 전이가 인정되고 있다. 그러나 임상에서는 림프샘 전이로 인식할 수 있는 것은 2퍼센트에 불과했고, 림프샘 전이가 있어도 가짜암이라는 사실을 의미하고 있다. 이처럼 초음파검사로 발견된 갑상선 미세유두암은 가짜암으로 볼 수 있다.

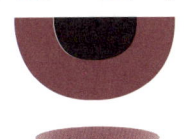

사례 7
뼈 전이가 동반된 암이 과연 수술이 필요할까

항암제치료를 포함해, 전립선을 치료할 필요가 없다

질문: 뼈 전이를 동반한 전립선암으로 고민하는 50세 남성이다. 남성호르몬억제주사로 PSA수치가 700에서 20으로 저하되었다. 암전문병원의 부장은 '호르몬요법이 잘 듣고 있다. 전립선을 절제하자'라고 말했다. 어떻게 해야 할까?

전립선암뿐만 아니라 위암, 폐암 등의 고형암(덩이를 만드는 암)으로 다른 장기전이가 명확한 경우와 그렇지 않은 경우는 대처법이 다르다. 전자라면 원발병터 치료가 필요하다고 할 수는 없다.

사실 질문자처럼 뼈 전이가 있는 전립선암의 경우 환자가 사망하는 직접적인 원인은 대부분 항암제의 독성이다. 호르몬요법은 처음에는 좋아도 언젠가는 암 억제 효과가 없어진다. 그래서 의사나 환자도 무언가 다른 방법을 취하기 위해 항암제를 시작했다가 그 독성으로 수명을 단축시키게 된다. 질문자는 PSA수치가 크게 내려갔으므로, 암세포도 그에 비례해서 줄어들었다고 생각할 수 있다. 당장은 뼈 전이나 원발병터 치료를 위한 방사선 치료도 필요 없다. 그러나 몇 년 이내에는 거의 예외 없이 암이 다시 증식하게 될 것이다.

그때는 다른 호르몬요법으로 바꾸도록 한다. 사용가능한 호르몬요법을 모두 시도한 경우라고 해도 독성을 생각하면 항암제치료는 하지 않는 편이 훨씬 수명을 연장할 수 있다. 뼈 전이의 통증에 대해서도 진통제나 방사선조사로 대처하도록 한다. 물론, 항암제를 사용하지 않으면 독성으로 죽지 않더라도 언젠가 암 자체의 영향으로 사망하게 될 것이다. 그 직접적인 원인은 장기 전이다. 뼈 전이가 진행되면 골수에서 백혈구나 적혈구를 만들 수 없게 되어, 감염증 등으로 생명을 잃게 된다. 또한 폐 등으로의 전이가 나타날 가능성도 있다.

동시에 전립선의 원발병터도 증대해질 것이다. 그러나 원발병터의 증대로 생명을 빼앗길 일은 없다. 만약에 원발병터가 요로를 막고 있어서 배뇨에 문제가 생기고, 그것이 심해져 콩팥기능 상실이 되어도 혈액투석을 하는 등 대처법은 여러 가지가 있다. 그래서 원발병터는 조급하게 치료할 필요가 없는 것이다.

그러나 어떻게든 원발병터를 치료하고 싶은 경우라면 어떻게 해야 할까? 선택할 수 있는 방법 중 하나로 방사선치료가 있다. 원발병터가 아무리 증대해도 방사선을 조사하면 병터는 축소되며 근절되는 경우도 있다. 욕심을 부려 과도한 양의 방사선을 조사하지만 않는다면, 후유증이 생기지 않는 치료법이다.

만약 수술을 하면 어떻게 될까? 전립선은 신경이 집중되어 있는 골반 안쪽 깊숙이 자리하고 있어 수술이 어려운 부위다. 그로 인해 수술 후에는 합병증이나 후유증이 나타날 가능성이 높고, 수술 사망도 발생할 수 있다. 결국 전립선 원발병터가 원인이 되어 사망하는 경우는 수술했을 때뿐이라고 할 수 있다. 이처럼 뼈 전이가 있는 전립선암은 전립선을 치료할 필요성이 전혀 없다. 그런데도 의사는 환자의 무지를 이용해 수술을 권하고 있다. 이것이 암전문병원이라는 곳에서 벌어지는 일이다.

덧붙여, 이 질문자가 비싼 호르몬주사 대신에 고환 적출술(제고술)을 희망하자, '호르몬주사가 잘 듣고 있으니까 계속 하라'고 했다고 한다. 부장이 정색을 하면서 제고술을 부정했다고 하니, 제약회사와의 깊은 연관이 있는 듯 보인다.

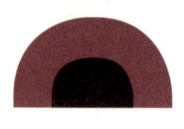

사례 8
1기 자궁체암인데 수술하지 않고 상태를 지켜보면 안 될까

방치해 두어도 때가 늦어서 생기는 문제는 없다

질문: 61세의 여성이다. 부정출혈이 계속 되었고 큰 병원의 산부인과에서 자궁체암(자궁내막암) 1기로 진단받았다. 수술로 자궁, 난소, 림프샘까지 절제하라고 하는데, 후유증이 걱정된다. 수술하지 않고 상태를 지켜보면 안 될까?

결론을 말하자면 치료하지 않고 상태를 지켜보는 것은 합리적인 선택 중 하나다. 자궁체암 1기는 자궁내막에 발생한 암 원발병터가 자궁체부에 머물러 있는 상태다. 조직 현미경검사에서

'암'으로 진단받았겠지만, 다른 장기로의 전이율은 낮아 90퍼센트 이상이 전이가 없는 가짜암이다.

치료법으로는 수술과 방사선치료가 있는데, 방사선치료가 적합한 자궁경부암과 달리 자궁체암의 방사선 치료는 조금 어렵다. 그래서 치료를 받는다면 수술을 하게 된다. 수술의 기본은 자궁 전적출술이다. 자궁 적출을 간단하게 생각하는 경향이 있는데, 일반적으로 개복수술에 따르는 수술 후 감염증이나 이후 복막 유착으로 인한 장폐색이 일어날 위험성은 엄연히 존재한다. 또한 실제로는 자궁뿐만 아니라, 양쪽의 난소까지 적출하는 경우가 대부분이다. 그래서 이른 나이에 폐경이 되어 갱년기장애로 고생하거나, 뼈의 노화가 빠르게 진행되기도 한다.

가장 큰 문제는 림프샘까지 절제하는 경우다. 골반벽을 따라 존재하는 림프샘을 모두 절제하는 '골반림프샘 제거'까지 포함하는 자궁적출술을 '광범위 자궁적출술'이라고 부른다. 이 수술을 하면 림프관이 군데군데 끊어지기 때문에 림프가 쌓여 다리가 붓고 세균감염이 반복된다. 또한 림프샘과 림프관에 함께 이어진 신경을 손상시키기 때문에 요의를 느끼지 못하게 되는 등의 배뇨장애가 발생한다. 심각한 경우에는 평생 동안 배뇨할 때마다 요도에 관을 삽입해야 하는 경우도 생긴다.

골반림프샘 제거는 이렇게 후유증이 클 뿐만 아니라, 영국과

이탈리아에서 실시된 비교실험 결과 이 수술은 도움이 되지 않는다는 사실 또한 밝혀졌다. 양쪽 실험 모두 자궁 적출술(더불어 난소 적출술)만 한 그룹과 골반림프샘 제거 수술을 더한 그룹(즉, 광범위 자궁 적출술)을 비교했다. 그 결과 골반림프샘 제거까지 해도 생존율은 높아지지 않았다.(Lancet 2009; 373: 125, J Natl Cancer Inst 2008; 100: 1707)

림프샘 제거를 중단한 산부인과도 있지만 환자, 그리고 나 역시 어떤 산부인과인지를 알 수 없다. 자궁체암도 장기전이가 있는 진짜암과 장기전이가 없는 가짜암으로 나뉜다. 진짜암이면 수술을 받아도 낫지 않고 후유증으로 고생할 뿐이다. 가짜암이라면 방치해두어도 때를 놓치는 일은 없다. 그래서 수술이 필요하다고 할 수 없는 것이다. 자궁체암을 한동안 방치하고 관찰하는 선택은 충분히 합리적이다.

나는 자궁체암을 방치한 환자를 10명 가까이 진찰해왔다. 경과는 암이 증대하는 경우, 크기가 변하지 않는 경우, 축소 또는 소멸한 경우의 세 가지로 나뉜다. 그렇지만 각 환자가 어디에 속할지는 6개월 내지 1년간 방치해보지 않으면 알 수 없다. 방치했을 경우 암이 증대하거나 출혈이 심해졌을 때 수술을 다시 검토해보면 될 것이다. 그런 경우 림프샘 제거를 하지 않는 산부인과를 찾는 것이 중요하다.

방사선치료

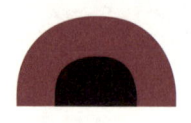

사례 9
같은 쪽에 재발한 폐암은 어떻게 해야 할까

수술보다 방사선치료를 우선시 한다

질문: 61세의 여성이다. 1년 전에 폐의 우상엽에 생긴 암을 수술했는데, 최근 CT검사에서 우하엽에 1센티미터 크기의 암이 재발한 것을 발견하였다. 이것은 국소재발인가? 재수술을 권하는데 어떻게 해야 할까.

넓은 의미에서의 재발은 '국소재발'과 '원격전이'를 포함한다. 유방암이라면 유방 내에 생기는 것이 '국소재발'이며, 폐나 간으로 전이한 것은 '원격전이'라고 부른다. '같은 쪽 폐에 재발한 폐암이니 '국소재발'이 아닐까. 만약 그렇다면 다른 장기전이로 생명을 빼앗는 진짜암이 아니라, 같은 장기 내에 멈춰있는 가짜암이 아닐까'라고 하는 것이 상담자가 묻는 질문의 요지일 것이다.

환자나 가족은 종종 이런 오해를 한다. 원격전이는 멀리 있는 부위로 전이한다는 의미가 아니다. 암세포가 전신을 돌아다니는 혈액이나 림프액 등을 타고 생기는 전이라는 의미다. 폐암이 같은 쪽의 폐에 재발하는 것도 암세포가 혈액이나 림프액 등을 타고 전이한 것이라고 생각할 수 있기 때문에 원격전이로 본다.

상담자의 경우는 진짜암으로 생각하는 것이 타당하다. 현재 시점에서 상담자에게 발견된 전이는 하나인 듯하지만, 이미 암세포가 전신에 퍼져있다고 생각할 수 있다. 시간이 흐르면 검사로 알 수 있을 정도로 커지고, 마침내 양쪽 폐의 곳곳에 전이가 발견되며, 간, 뇌, 뼈 등에도 전이가 출현할 것이다. 5센티미터, 10센티미터 크기가 된 후에 발견된 폐 전이는 예외지만, 상담자와 같은 폐암은 99퍼센트 이상 계속해서 전이가 나타난다. 따라서 수술은 제외하는 것이 좋다.

3센티미터 이하의 폐 전이를 치료한다면 방사선치료가 좋을 것이다. 종양에만 고용량의 방사선을 쏘이는 '정위방사선치료' '핀포인트요법' 등으로 불리는 방법으로 치료한다. 장비의 문제로 아직 실시하지 않는 병원도 많으니, 실시 가능한 병원을 선택해야 한다. 단, 건강보험이 적용되므로 고액의 자비청구를 요구하는 병원은 의심스러우니 피해야 한다.(효과는 같은데 청구액이 10배 이상 차이가 난다.) 언론에서는 중입자선이나 양성자선을 이용한 방사선치료를 높게 평가하고 있지만, 특별한 의미를 찾기 어려워 수백만 엔을 지불할 가치는 없다. 종전부터 사용하던 리니액이라는 치료기를 이용한 정위방사선치료면 충분하다.

단, 방사선치료는 전이가 있는 부위에 따라서는 합병증 발증 위험성이 높아지기 때문에 담당의가 거부할 가능성도 있다. 그런 경우에는 다시 수술을 검토해본다. 후유증이라는 관점에서 볼 때 가슴을 크게 여는 '개흉수술'이 아닌, 수술흉터가 작은 '흉강경수술'을 시행하는 병원을 선택하는 것이 좋다. CT검사를 하면서 병터에 침을 꽂고 라디오파라는 전기파를 흘려보내 환부를 태우는 '고주파 열치료술'도 등장했다. 아직 선진의료 단계로, 실시하는 병원이 적지만 이후 보급될 가능성이 있다. 단, 공기가 폐 밖으로 새는 기흉 등의 합병증이 다소 많고, 최종적으로 종양을 억제할 수 있는 확률이 어느 정도가 될지도 명확하지 않다. 추천하기에는 시기상조로 보인다.

폐전이가 있으면 항암제를 권유하는 경우가 일반적이지만, 독성으로 생명을 단축시키는 것이 확실하므로 거부해야 한다.

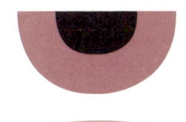

사례 10
3기 후두암, 수술이 확실하지 않을까

일단 화학방사성요법으로 치료한다

질문: 53세의 남성이다. 쉰 목소리가 신경 쓰여서 병원에 갔다가 후두암(성문암) 3기라는 진단을 받았다. 이비인후과 의사는 방사선과 항암제로 치료할 수 있다고 하는데, 수술이 더 확실하지 않을까? 방사선은 몰라도, 항암제는 쓰고 싶지 않다.

후두암은 성문(성대)에 생기는 것이 대부분이며, 진행도는 1에서 4기로 나뉜다. 3, 4기는 진행성 암으로 분류되지만, 폐암이나 유방암 등과 달리 4기에도 장기전이가 없는 경우가 많다.

과거 성문암 치료법은 후두 전적출술이라는 수술이었다. 폐로 들어가는 공기의 출입구를 확보하기 위해 목 중앙의 아랫부분에 동전 크기의 구멍을 뚫어 그곳에 기관지 끝을 연결한다.(기관 절개창)

기관 절개창으로 물이 한 방울이라도 들어가면 숨이 막혀 괴롭기 때문에 목욕하기도 어렵고, 구멍이 다른 사람에게 보이지 않도록 옷에도 신경을 쓰게 된다. 또한 목소리가 나오지 않게 되므로 식도에 공기를 모아 그 공기를 뱉어내면서 목소리를 내거나(식도발성이라고 하며 고도의 기술이 필요하다) 목에 기구를 대는 전기후두 등을 사용해야 한다.

이처럼 부담이 큰 후두 전적출술이지만, 환자의 생존성적은 방사선치료와 다르지 않다. 1, 2기에는 방사선치료로 80~90퍼센트가 재발 없이 치유된다. 3, 4기에 관해서는 미국에서 비교실험을 실시했다. 그 결과 암 재발률도, 환자생존성적도 후두 전적출술 그룹과 방사선치료 그룹 사이의 차이는 없었다.(N Engl J Med 1991; 324: 1685) 1기부터 4기까지 모두 방사선치료로 충분하거나 더 나은 결과가 나왔지만, 일부 환자에게는 후두 부근에 재발이 나타났다. 그때는 후두 전적출술을 하는 것이 표준적이다. 방사선치료 후 재발이 있을 때 수술을 하면, 처음부터 모두 전적축술을 시행하는 것과 환자생존 성적이 똑같았다.

질문자의 사례에서 담당의가 권한 것은 방사선 단독치료가 아니라, 방사선과 항암제를 겸용하는 화학방사선치료다. 이에 대해서도 미국에서 비교실험이 시행되었다. 그 결과 방사선 단독 치료 그룹에 비해 항암제와 방사선을 동시에 병행한 그룹이 후두 부근의 재발이 감소했다. 이 실험에서도 재발한 환자의 대부분은 후두 전적출술을 받았기 때문에 최종적으로 후두를 온존시킬 수 있었던 환자는 화학방사선요법 그룹 쪽이 더 많았다. 단, 환자생존성적에는 변화가 없었다.(N Engl J Med 2003; 349: 2091) 후두 부근의 재발이 감소해도 환자의 생존성적에 변화가 없는 이유 중 하나는 암은 장기전이가 있는 진짜암과 전이가 없는 가짜암으로 나뉘기 때문이다.

요약하자면, 질문자는 화학방사선요법을 받는 것이 타당한 것으로 보인다. 단, 일본에서는 후두 전적출술을 하려고 하는 이비인후과가 아직 있다. 그런 경우 화학방사선요법을 시작하고 도중에 '효과가 없으니까 수술을 하자'고 말을 꺼내는 것이 상투적인 방법이다. 무의미하게 후두를 적출당하지 않기 위해서는 수술을 거부하고 방사선치료의 전량(최저 50Gy [29])을 끝낸 후, 효과판정은 6개월 이상 지난 후에 하는 것이 핵심이다. 암전문병원이나 대학병원의 이비인후과 의사일수록 전적출술을 시도하고 싶어 하니, 환자나 가족은 주의하자.

---

29   그레이Gy: 물체가 흡수한 방사선의 양을 나타내는 국제단위.

수술

사례 11
의사가 전적출술을 권하는데 어떻게 하면 좋을까

일단은 방사선치료, 수술은 그 이후에 검토한다

질문: 58세의 남성이다. 얼마 전에 방광암 진단이 내려져 "방광 전적출술이 필요하다"는 고지를 받았다. 일 때문에 망설이고 있는데, 의사는 "질질 끌다가 이후 증상이 악화되면 책임질 수 없으며, 진료해주지 못할 수도 있다"고 한다. 어떻게 하면 좋을까.

방광암은 암이 방광벽의 어느 부분까지 침윤했는지에 따라 크게 두 가지로 나뉜다. 암이 방광 점막 부근에 머물러 있는 '표재성 방광암'과 근육층까지 침입한 '침윤성 방광암'이다. 표재성 방광암인 경우 일본에서도 방광을 남기는 치료법이 일반적이므로 방광 전적출술을 권했다면, 이번 사례는 침윤성 방광암일 것이다.

그러나 전적출술은 환자의 생활의 질을 크게 떨어뜨린다. 방광을 제거하면 소변을 모아 밖으로 배출하는 기능이 상실되어 새롭게 요관을 바꾸는 수술이 필요하기 때문이다. 그 결과 평생 집뇨주머니를 복강 내벽에 붙이고 생활해야 한다. 집뇨주머니를 달고 생활하게 되면 외출도 꺼리게 되며, 피부에 종종 염증이 생긴다. 남성은 발기기능과 사정기능도 잃게 된다. 집뇨주머니 대신, 새로운 방광을 만드는 방법도 있지만 문제가 해결되지는 않는다. 장의 일부를 잘라 방광 대용으로 하고 요도를 잇는 것인데, 배뇨를 할 때마다 배에 강하게 힘을 주거나 배를 눌러야하며, 요도에 도관을 넣지 않으면 배뇨를 할 수 없는 경우도 생긴다. 밤에 기저귀를 사용해야 하는 경우는 절반에 가까워 환자의 만족도는 집뇨주머니를 단 사람과 큰 차이가 없다.

현재 일본의 침윤성 방광암 환자들은 필요 이상의 고통을 강요받고 있다고 생각한다. 침윤성 방광암이라도 반드시 전적출이 필요한 것이 아니라 자연 방광을 남길 수 있기 때문이다. 그 방법이란, 체외에서 환부에 방사선을 투여하는 방사선치료다. 통원치료가 가능하며, 1회 2Gy의 방사선양을 주 5회, 총 선량 50~60Gy가 될 때까지 조사한다. 양성자선이나 중입자선 등의 특별한 치료기기는 필요 없다. 대부분의 병원에서 사용하고 있는 직선가속기 리니액이라는 장비로도 충분하기 때문이다.

구미에서는 침윤성 방광암의 경우에도 방사선치료가 일반적인 치료법이다. 치료성적도 방광 전적출술과 같다. 그 어떤 방법도 자연 방광의 배뇨기능만 못한다. 침윤성 방광암은 먼저 방사선으로 치료해야 한다. 만일 종양이 남았다면 그때 수술을 검토하면 된다. 어떤 경우건 간에 방광을 남기는 것이 유리하다.

그런데 침윤성 방광암 치료를 담당하는 일본의 비뇨기과의는 방사선치료에 대해 잘 알지 못한다. 방광 전적출술밖에 한 적이 없는 비뇨기과의가 압도적으로 많다. 그래서 방사선치료를 시작하지 못하는 악순환에 빠지는 것이다. 이 악순환을 끊는 것은 환자와 가족의 자주적인 행동밖에 없다. 먼저, 비뇨기과의에게 책임은 본인이 질 테니 방사선치료를 해달라고 부탁하자. 안 되면 다른 의사를 찾아야 한다. 이때 주의할 것은 다른 병원의 의사를 찾아야 한다는 점이다. 같은 병원의 방사선치료과를 찾아가면 동료인 비뇨기과의를 의식할 수밖에 없기 때문이다.

단, 방사선치료를 해주는 병원에서도 방사선치료의 대상 범위를 제한하는 경우가 많다는 사실을 알아야 한다. 침윤성 방광암은 어떤 경우이건 간에 방사선치료를 해도 좋으니, 의사가 안 된다고 하면 책임은 본인이 지겠다고 부탁해야 한다.

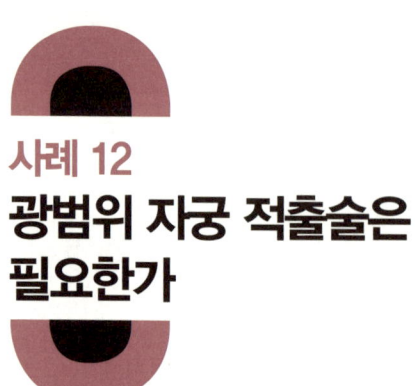

사례 12
광범위 자궁 적출술은 필요한가

수술은 필요 없다. 방사선치료로 충분하다

질문: 40세의 여성이다. 출혈이 있었고, 대학병원 산부인과에서 '자궁경부암 1B기'라는 진단을 받았다. 담당의는 '광범위 자궁 전 적출술'을 권한다. 수술을 받아도 되는 걸까.

결론을 말하자면 받아서는 안 되는 수술이며, 방사선치료를 추천한다. 질문자의 '자궁경부암 1B기'는 자궁경부에 멈춰있지만, 조금 깊게 침투했다고 판단되는 암이다. 치료하면 90퍼센트는 치유된다. 문제는 치료법이다. 일본에서는 자궁, 난소·난관,

질의 상부 외에 골반 내의 림프샘을 전부 절제하는 '광범위 자궁 전적출술'이 표준 치료로 되어 있다.

그런데 구미에서는 통원으로도 할 수 있는 방사선치료가 표준 치료다. 이유는 광범위 자궁 전적출술과 방사선치료를 비교한 랜덤 비교실험 결과 생존율은 같았고, 후유증은 수술이 컸기 때문이다. 게다가 광범위 자궁 전적출술은 대부분의 경우 수술 이후 방사선치료가 필요하다. 수술 후의 조직검사에서 미세암이 남아있을 가능성이 지적되기 때문이다. 그렇다면 처음부터 방사선치료로 충분하다.

그러면 광범위 자궁 전적출술 자체에는 어떤 후유증이 있을까? 대표적인 것은 다리의 붓기(림프부종)와 배뇨·배변 기능 장애다. 모두 림프샘 제거에 따른 피할 수 없는 후유증이다. 심한 경우 코끼리 다리처럼 되기도 하고, 배뇨할 때마다 도관을 요도에 꽂아야 하는 상태가 되기도 한다. 성교통도 각오해야 한다. 자궁을 절제할 때 질 상부를 절제해서 질 깊이가 짧아지기 때문이다.

물론, 방사선치료에도 후유증은 있다. 예를 들어, 소장의 장관 장애다. 장폐색이 일어나는 경우도 있지만 그 빈도는 광범위 자궁 전적출술보다 현저히 낮다. 또한 난소도 방사선에 노출되어 기능이 전폐되고, 젊은 여성이 폐경을 하게 되어 갱년기 증상이 생기는 경우도 있다. 그러나 반드시 난소 기능을 남기고 싶다면,

난소를 골반 밖(복부 내)으로 이식하는 수술을 받은 후 골반에 방사선을 투여하는 방법이 있다. 또한 방사선으로 질벽이 달라붙어 질이 좁아지는 경우가 있는데, 이 역시 정기적으로 질확장기를 삽입하면 예방할 수 있다.

  방사선치료만이라면 광범위 자궁 전적출술보다 후유증의 정도와 빈도가 낮고, 해결책도 있다고 볼 수 있다. 그러면 왜 일본에서는 광범위 자궁 전적출술이 표준 치료가 되고 있는 걸까? 그것은 산부인과의들이 '세력권'을 유지하려는 의도 때문이다. 자궁경부암의 표준 치료를 구미식으로 바꾸면 산부인과의의 수술건수가 줄어, 일이 줄어들 것을 두려워하고 있는 것이다. 다시 말해 지위, 수입, 학술적 업적 등을 우선시한 나머지 환자들에게 긴 시간에 걸친 희생을 강요해왔다고 할 수 있다. 일본에는 환자들을 발판 삼아 올라선 산부인과 교수나 암 전문병원 부장들이 수없이 많다. 물론, 내가 방사선치료가 바람직하다고 하는 이유가 절대로 안전하다는 의미는 아니다. 어디까지나 평균적이고 일반적으로, 수술보다 생활의 질이 높다는 의미다.

사례 13
수술 후 두 곳의 간 전이가 발견되었는데, 수술하지 않는 편이 좋을까

수술로 치유되는 것은 10퍼센트뿐이다

질문: 63세의 남성이다. 1년 전에 대장암 수술을 했는데, 수술 후 CT검사에서 간에 1.5센티미터와 1센티미터의 음영이 발견되었고, 전이라고 들었다. 수술을 원하는데, 하지 않는 편이 좋을까?

곧바로 수술을 받지 말고 한동안 상태를 지켜봐야 한다. 위암, 폐암 등 어떤 장기 암이건 간에 수술 전에는 아무 것도 없었던 간에 수술 후 이상 음영이 나타났다면 거의 확실한 간 전이다. 간 전이에는 간 전체에 다수의 전이병터가 나타나는 경우와 상담자처럼 소수의 전이가 나타나는 두 가지 유형이 있다. 어떤 경우라도 수술은 일반적으로 도움이 되지 않는다. 처음에는 작은 종양 하나가 보여도 계속해서 새로운 병터가 생기기 때문이다. 게다가 간 전이가 있다면, 폐, 뼈, 뇌 등 다른 장기에도 전이가 있는 것이 암의 일반적인 규칙이다. 각 검사에서 전이가 발견되지 않았어도 언젠가 나타난다.

물론, 백에 하나, 천에 하나와 같이 예외적인 경우가 없지는 않다. 그것이 상담자 같은 대장암의 간 전이 사례다. 폐나 뼈 등 간 이외의 장기에 전이하지 않는 사례가 종종 있다. 간 전이의 개수도 비교적 소수로 한정되는 경우가 많다. 그래서 간 전이 병터를 모두 절제하면 그 후 다시 전이가 나타나지 않는, 즉 치유된 사람도 적지 않다. 나는 "다른 장기에 전이한 암은 진짜암이고, 낫지 않는다"고 주장하지만 대장암의 간 전이는 예외다.

단, 왜 대장암에서 전이 개수가 한정되는 사례가 많은지에 대한 이유는 알 수 없다. 문제는 그 빈도다. 예외적 사례가 많다고 표현했지만, 어디까지나 암으로서 예외가 많다는 의미다. 좀 더 자세히 말하자면, 간 전이가 소수 보여 개복을 했지만 작은 전이가 다수 발견되어 수술을 할 수 없게 되는 경우가 많아, 실제로 환자에게 전이 절제를 시술하는 것은 약 30퍼센트 정도이다. 그리고 수술 후 대부분의 환자에게 다시 간 전이가 발생하며, 재발이 없는 경우는 약 30퍼센트이다. 결국 수술한 환자 가운데 10퍼센트 정도밖에 치유되지 않는 것이며, 나머지 90퍼센트에게 수술은 유해하고, 무익하다는 것이 된다.

불필요한 수술을 피하기 위해서는 어떻게 하면 좋을까? 가장 좋은 방법은 상태를 지켜보는 것이다. 상담자의 가장 큰 병터는 1.5센티미터인데, 이 병터가 3~5센티미터 정도가 될 때까지 상태를 지켜보면 그 밖에 다른 미세병터가 잠재해 있었던 경우, 그것 역시 증대하기 때문에 전이가 많았다는 것이 명확해지고 수술을 피할 수 있다. 상태를 지켜보는 경우, 처음에는 3개월 간격으로 검사를 받아 증대 속도를 조사해보는 것이 좋다. 개인차가 있지만 3개월 만에 직경이 두 배가 되는 환자는 거의 없다.

상담자의 걱정은 병터가 커지면 수술할 수 없는 것은 아닐까 하는 점일 것이다. 확실히 병터가 작은 편이 수술은 쉽지만, 어느 정도 기량을 갖춘 외과의라면 병터가 커도 수술할 수 있다. 간 전이의 상태를 보는 기간을 외과의의 판단에 맡겨두면, 불필요한 수술을 줄일 수 있다. 또한 대장암 간 전이에는 수술보다 체외에서 간에 침을 꽂는 고주파 열치료요법이 타당하다. 이 경우에는 병터를 3센티미터 이내로 태우는 것이 바람직하다. 단, 시술하는 내과의의 기량에 개인차가 크다는 점을 알아두자.

사례 14
직경 2센티미터의 유방암, 수술을 꼭 해야 하나

비수술을 고집하면 '장사꾼 의사'의 표적이 된다

질문: 36세의 미혼 여성이다. 직경 2센티미터의 유방암이 발견되어, 수술과 방사선치료를 이용하는 유방온존요법을 추천받았다. 그렇지만 유방에 메스를 대고 싶지 않다. 수술하지 않는 치료법은 없을까.

조금이라도 유방에 상처를 남기고 싶지 않은 상담자의 마음은 충분히 이해한다. 그렇지만 거기에 집착하면 불이익을 당할 수 있다. 방사선 단독치료는 몇 가지 암에서 수술 이상의 성적이 나왔고, 유방암에서도 수술을 대신할 수 있지 않을까 하는 기대로 시도된 때가 있었다.

통상적인 유방온존요법은 유방 부분절제 후에 50Gy 정도의 방사선량을 투여하지만, 단독 치료의 경우 70~80Gy의 고선량을 투여하게 된다. 그 결과 유방 내 재발률은 통상보다 높아졌고 미용적인 측면에서도 결과는 열등했다.(Cancer 1978; 42: 2045) 미용적인 측면의 결과가 열등했던 것은 유방이 방사선에 민감하기 때문이다. 방사선량이 일정 한도를 넘으면 조사 부위가 섬유화하여 딱딱해지거나, 유방이 극단적으로 축소하기도 한다. 또한 피부 선량이 많으면 색소가 떨어져나가 하얀 점이 되는 한편 모세혈관이 두드러져 울긋불긋한 얼룩이 생기는 경우도 있다.

이런 이유로, 유방 전체에 고선량을 쏘이는 단독 온존요법은 현재 폐지되었지만 방사선치료의 증강을 위해 항암제를 병용하고 방사선량을 50Gy로 제한하면 어떻게 될까? 1990년 전후에 나도 그 방법을 시도해보았다. 치료에 동의한 환자를 대상으로 수술하지 않고, 항암제와 방사선 병용요법을 실시했던 것이다. 80명 가까운 환자에게 실시했지만 암 병터가 남아, 대부분 부분절제술을 하게 되었고, 그 결과에 좌절했다.

그러면 유방암의 종양 부분에만 고선량을 쏘이는 핀포인트 조사는 어떨까? 실제로 실시하고 있는 시설이 있지만 문제가 많다. 유방이 작은 동양인의 경우 암 종양이 피부나 갈비뼈 가까이에 있는 환자가 대부분이다. 핀포인트를 조준해도 피부나 갈비뼈의 선량이 높아져, 피부변성이 생기거나 갈비뼈가 골절되기도 한다. 또한 종양이 있던 부분은 고선량이 가해져서 섬유화되어 딱딱해지기 쉽다. 그러면 환자는 재발이 아닐까 하는 불안감과 함께 평생을 살게 된다. 또한 유방이 평균 크기보다 작으면, 핀포인트라고 해도 유방의 대부분에 조사되어 유방 전체가 딱딱해지고 작아질 위험도 있다.

메스를 대지 않는 다른 방법으로는 고주파 열치료요법이 있다. 암 종양에 바늘을 꽂고 전자파를 흘려보내 열로 환부를 태우는 것이다. 유방에 상처를 주지 않는다는 홍보로, 고액의 자비청구를 하는 클리닉도 있다. 그러나 이 방법에도 문제가 있다. 유방암은 암세포가 퍼져있는 범위가 명료하지 않은 경우가 대부분으로, 어느 부위를 태우면 좋을지가 명확하지 않기 때문이다. 또한 앞서 얘기했듯이 유방이 작은 경우가 많아서 충분하게 태우려고 하면, 피부까지 태워 구멍이 생긴다. 이를 염려한 나머지 충분하게 소작하지 않고 끝내면, 재발하여 치료에 실패할 가능성이 높아진다.

핀포인트 요법이든, 고주파 열치료요법이든 간에 그 치료성적을 논문으로 발표하지 않는 점도 문제다. 성적을 공표하지 않고

'효과가 있다'고만 한다면, 수상한 영양제 광고와 다를 바 없다. 이처럼, 어떻게든 메스를 대고 싶지 않은 여성의 심리를 이용하는 장사꾼 의사도 있다.

현재 유방온전요법은 병원에 따라 실시율과 부분절제범위에 큰 차이가 있는데, 실시율이 높은 병원일수록 미용결과도 좋은 경향이 있다. '이데아포[30]' 같은 환자단체에 문의하는 등 온존요법 실시율이 높은 병원을 찾는 것이 좋은 방법이다.

※저자 주: 여기서 염두에 두고 있는 것은 우에마쓰 미노루植松稔라는 방사선의로, 사실은 과거 나의 제자였다. 나는 내 전작에서 그를 칭찬했으며 출판을 도운 적도 있다. 그러나 그의 저서 『밝은 암치료』[31]라는 책을 읽고, 민간요법 책과 다르지 않다는 인상을 받았다. 가고시마에서 온콜로지센터를 개업한 우에마쓰는 무엇에든 핀포인트요법을 추진해서 피해자가 늘어가고 있다는 소식을 계속 듣고 있다. 나는 몇 년 전에 그를 마음속에서 파문했다. 돈과 시간을 허비하지 않도록 환자들의 주의를 환기시킬 따름이다.

---

30   이데아포 ideafour: 유방온존치료요법으로 유방암을 치료한 환자들에 의해 1989년에 설립된 일본의 유방암 환자 모임.
31   원서는 『明るいがん治療』, 植松稔, 三省堂(2003년 8월)

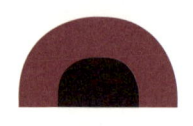

사례 15
건강하게 보였던 엄마가 암 선고를 받았는데, 수술이 필요한가

증상이 없는 대장암에 수술은 불필요하다

질문: 75세인 엄마가 노인검진을 받았는데, 변에 피가 섞여있는 것을 발견하고, 내시경검사에서 '횡행결장암' 판정을 받았다. 종양은 3센티미터 크기이며, 협착이 있다고 한다. 의사는 수술을 권하는데, 증상은 없고 본인은 수술을 꺼려한다.

대장에서 위쪽 앞부분에 해당하는 곳이 횡행결장이다. 대장벽을 가로로 둥글게 잘라보면 안쪽부터 점막, 점막하층, 근육층, 복막의 순으로 배열되어 있다. 대장암은 그 중 점막에서 발생하며 각각의 암의 성질에 따라 어느 층까지 침입할지가 결정되어 진행도가 결정된다.(영구히 점막에 머무르는 경우도 많다.)

상담자의 모친은 종양으로 인해 대장 내강이 좁아졌다(협착)고 하므로, 근육층까지 이른 것은 확실하며, 이런 경우 이른바 '진행암'으로 분류된다. 근육층까지 침입한 간암의 수술 후 5년 생존율은 통상적으로 70퍼센트 정도인데, 75세면 그보다 낮을 것으로 보인다. 일반인들은 그러한 진행암을 방치하면 때를 놓쳐 5년 생존율이 0퍼센트가 될 것이라고 생각할 수도 있다. 만약 그렇다면 수술을 받는 것이 당연히 이익이지만, 사실은 손해다. 왜냐하면, 근육층에 침입한 대장암에도 진짜암과 가짜암이 있기 때문이다. 진짜암이라면 다른 장기로 전이해 있기 때문에 수술을 해도 낫지 않는다. 가짜암이라면 장기전이가 없으므로 수술하지 않아도 생명의 위협은 없다.

결국, 수술 후 5년 생존율이 70퍼센트라는 것은 수술을 받지 않아도 5년 생존율이 최저 70퍼센트가 된다는 의미다. 최저 70퍼센트 생존율이라고 하는 이유는 수술 후에 사망하는 30퍼센트 환자 가운데 암의 재발과 전이로 사망하는 경우 외에 수술 합병증으로 사망하는 환자가 포함되어 있기 때문이다. 수술을 받지 않으면 당연히 수술 합병증으로 사망하는 환자가 없기 때문에 그만큼 생존율이 높아지는 것이다.

손해를 보는 두 번째 이유는 수술이 대장암의 진행을 가속시키는 경우가 있기 때문이다. 상담자의 모친은 대장암이 근육층까지 침윤한 것이 확실하며, 복막까지 침투해 있을 가능성도 적지 않다. 그런데 수술은 필연적으로 복막을 열게 되므로 수술 입구에 암세포가 모여 폭발적으로 증식하게 된다. 그 결과, 복막으로 전이된 암이 정상적인 장을 둘러싸서 장폐색을 일으키고, 환자는 고통 속에서 수명이 단축된다.

세 번째 이유는 합병증과 후유증이다. 암이 복막에 침투해있지 않아도 개복수술은 복막에 상처를 내게 되므로, 치료과정에서 유착이 생기고 그것이 장폐색의 원인이 된다. 수술 후 감염증도 자주 일어나고 신경 손상으로 다리를 움직이지 못하게 되는 경우도 있다.

수술 경과 자체는 순조로워도 고령자에게는 더 큰 문제가 있다. 수술 후, 전신마취에서 깨어날 때 치매가 오는 경우가 있기 때문이다. 수술 후에 항암제 사용을 권하는 것도 문제다. 항암제는 수명을 단축시키는 효과밖에 없지만, 그 사실을 인정하고 싶지 않은 외과의들은 고령자에게도 항암제치료를 한다. 그 결과 많은 사람들의 수명이 단축되고 있다.

그러므로 나는 증상이 없는 대장암의 경우에는 수술을 권하지 않는다. 수술을 받지 않고 상태를 지켜볼 경우에는 용변에 주의한다. 대장 협착이 심해지면 변비(장폐색)가 될 우려가 있기 때문에 완하제32 등으로 변을 부드럽게 한다. 장폐색이 오면 내시경을 이용해 금속제 망인 스텐트를 넣어 협착 부위를 확장시킨다. 여기서 위험을 무릅쓰고 수술을 받을지, 스텐트를 넣은 채 상태를 지켜볼 것인지를 다시 한 번 생각하도록 한다.

  노인검진을 받지 않았다면 상담자의 모친은 평생 대장암을 깨닫지 못하고 생을 마감했을 가능성도 있다. 건강을 확인하기 위해 검진을 받았는데, 질병이 발견되어 환자로 '전락'하는 것이, 정기검진이나 종합건강검진의 무서운 점이다.

---

32   완하제: 묽은 변을 배출하게 하는 설사약. 준하제보다 약한 변비 치료약으로 페노발린, 대황, 카스카라 사그라다 등이 있다.

사례 16
방광암에 수술이 필요한가

필요 없다. 현재 세계적인 흐름은 화학방사선요법이다

질문: 40세의 남성이다. 혈뇨가 있어서 검사했더니, 근육층에 침윤한 방광암이었다. 대학병원에서 방광 전적출술을 권했지만 거절하자 '화학방사선요법＋방광부분절제＋골반림프샘 제거'를 제안했다. 그런데 이 치료방법은 생활의 질을 떨어뜨리지 않을까?

결론부터 말하자면, 대학병원에서 제시한 치료방법은 어중간한 제안이다. 화학방사선요법만 해야 한다. 일본에서는 근육층 침윤이 있는 방광암 환자는 거의 100퍼센트가 방광 전적출술과 골반림프샘 제거 시술을 받고 있다. 그러나 방광을 전부 적출하면 집뇨주머니를 복벽에 장착해야 하는 등 생활의 질은 반드시 떨어진다. 구미에서는 방광 전적출술 이외에 방사선을 투여해 방광을 온존하는 방법이 폭넓게 실시되고 있어서, 병원에 따라서 환자의 방광이 남아있기도 하고 없어지기도 한다.

두 가지 치료요법의 우열을 판단하기 위해 환자를 두 그룹으로 나누어 각각에게 방사선치료와 방광 전적출술을 시행하는 비교실험이 꽤 오래전에 시도되었지만, 참가 환자가 적어 실험은 좌절되었다. 그러나 그러한 실험을 계획했다는 것이, 전문가들이 두 가지 치료법의 생존성적에 차이가 없다는 생각을 하고 있다는 증거이기 때문에 피험자가 모이지 않았던 것은 당연하다.

영국에서는 환자를 두 그룹으로 나누어 한 쪽에는 방사선치료만, 다른 쪽에는 항암제를 더하는 비교실험을 시작했다. 후자는 항암제를 방사선치료의 효과를 높이기 위한 증감제로 사용하는 것으로, 화학방사선요법이라고 부른다. 그 실험결과 논문이 세계에서 가장 높은 평가를 받는 종합의학지 『뉴잉글랜드 저널New England Journal of Medicine』에 실렸다.

이 논문에 따르면 방광(국소)암의 암 억제율은 화학방사선요법 그룹이 방사선치료만 한 그룹보다 높았다. 생존율도 화학방사선요법이 양호한 경향을 보였고, 과거에 다수 보고되었던 방광 전적출술과 화학방사선요법의 생존율은 동등했다.(N Engl J Med 2012; 366: 1477) 뉴잉글랜드 저널에서 성적이 양호하다고 소개된 치료법은 그 이후 세계의 표준 치료가 되는 것이 일반적이다. 화학방사선요법은 방광을 남길 수 있고, 생존성적도 전적출술과 다르지 않기 때문에 이후 방광 전적출술은 사라질 것이라고 본다.

그런데 일본은 어떨까? 다양한 '암 수술의'가 세계의 흐름을 거스르며 수술을 사수하려고 하고 있고, 앞으로도 그 자세는 변하지 않을 것 같다. 예를 들어, 자궁경부암 2B기는 구미에서는 수술 불가능으로 보고 방사선치료를 한다. 그러나 일본에서는 전체 환자의 70퍼센트가 광범위 자궁 전적출술이라는 큰 수술을 받고 있다. 더구나 수술 후에도 '암세포가 남아있을 가능성이 있다'며 방사선치료를 실시하여 후유증을 늘려, 환자는 큰 고통에 빠지게 된다. 그렇게까지 해도 실은, 화학방사선요법만 했을 경우와 비교해보면 국소억제율과 생존율은 같다.

방광암의 경우도 일본의 비뇨기과의는 수술을 사수하려 한다. 그러나 화학방사선요법으로 향하는 세계의 흐름을 완전히 무시할 수는 없다. 그래서 일본의 비뇨기과의들은 화학방사선 요법을 '조금' 실시하고, 이후에 방광의 부분절제와 림프샘 제거를 시술하는 '절충안'을 생각해냈다. 이 방식이면 방광기능을 남기는 것이 되니, 환자의 동의를 얻기 쉬워진다.

문제는 림프샘 제거다. 골반 내의 림프샘을 모두 절제하면 림프샘 주위로 이어진 신경이 중간 중간 끊어져서 여러 가지 장애가 반드시 발생한다. 남성 환자의 경우 가장 큰 문제가 되는 것은 성기능에 장애가 생겨 성교를 할 수 없게 된다는 점일 것이다.

림프샘 제거 자체가 필요 없다. 유방암, 폐암 등 이미 다른 암에서 림프샘을 제거해도 생존율이 개선되지 않는다는 점이 명확해졌기 때문에 이 같은 행위는 후유증을 늘린다는 의미밖에는 없다. 앞서 얘기한 영국의 비교실험에서도 방광에만 방사선을 투여했고 림프샘은 그대로 두었다.

사례 17
림프샘 제거에 전이방지 효과가 있는가

수명은 연장되지 않고 후유증만 늘어난다

질문: 대장암 수술을 한 58세의 남성이다. 곤도 마코토 선생님은 방광암 치료에 림프샘 제거는 필요 없다고 했지만, 암은 림프샘으로 전이된 후 온몸으로 퍼진다고 들었다. 그렇다면 림프샘 제거는 전이방지 효과가 있는 것은 아닌가?

예전에는 '암이 림프샘으로 전이하면 전신의 각 장기로 전이한다, 그래서 예방적으로 림프샘을 절제해야 한다'는 것이 정설이었다. 그러나 근거가 되는 임상자료는 없었다. 그런데도 이와 같은 이야기가 정설이 된 이유는 수술소견과 관계가 있는 것으로 보인다. 위암, 폐암, 유방암 등의 수술 시, 암 원발병터와 함께 절제한 림프샘에 전이가 있는지를 조사할 수 있었다. 그 결과 다음의 두 가지 사실이 밝혀졌다.

①수술 후에 장기전이가 출현하는 것은 림프샘 전이가 있었던 경우가 많으며, 림프샘 전이가 없었던 경우에는 장기전이도 적다.
②더구나 전이된 장기보다 림프샘이 암 원발병터 가까이에 있다.

이와 같은 두 가지 사실로 추측한다면, 암세포가 처음에 림프샘으로 퍼지고, 이후 멀리 있는 다른 장기로 퍼진다고 생각하는 것이 자연스러울 것이다. 그래서 수술의는 암 원발병터의 주위에 있는 림프샘을 모두 제거하기 시작했다. 그리고 마취법의 발전으로 장시간 수술이 가능해지자 더욱 폭넓은 범위의 림프샘을 제거하는 광범위 림프샘 제거를 하게 되었다. 그 결과 후유증은 확실하게 증가했다. 직장암, 자궁경부암 등에서 골반림프샘을 제거하면 신경에 상처를 주기 때문에 성기능장애나 배뇨장애가 반드시 일어난다. 질문자가 얘기한 방광암에서는 방사선치료로 방광을 온존시켜도 림프샘을 제거하면 성기능과 배뇨기능에 문제가 생긴다.

림프샘을 제거할 때는 림프관이 잘리기 때문에 림프의 흐름이 막혀 골반 내 수술 후, 코끼리 다리가 되거나 어깨가 북처럼 커지는 경우도 있다. 그러나 광범위 림프제거술을 해도 암 치료 후의 생존율은 높아지지 않았다. 그래서 림프샘 제거에 의문을 갖게 된 환자들이 나타났으며, 비교실험을 시작한 것이다.

위암, 폐암, 유방암, 대장암, 피부의 악성흑색종, 자궁체암 등에서 림프샘을 치료하지 않은 그룹과 예방적 치료를 한 그룹을 비교하는 실험이다. 그 가운데에는 예방적 치료로 제거뿐만 아니라, 방사선치료를 더하는 실험도 있었다. 그 결과, 예방적 치료를 하던, 하지 않던 간에 결과는 변하지 않는다는 사실이 밝혀졌다. 림프샘을 치료하지 않아도 다른 장기로의 전이율과 생존율은 예방적 치료 그룹과 같았던 것이다. 양쪽의 생존율이 같다는 것은 장기전이율이 변하지 않았기 때문이다. 림프샘을 예방적으로 치료해도 장기전이가 줄어들지 않는다는 것은 암세포가 림프샘에서 장기로 전이하는 것이 아니라는 사실을 의미한다.

이에 반해, 장기로 전이하지 않는 가짜암은 림프샘으로 전이하는 경우가 있지만 그 비율은 낮으며 이후에도 장기로 전이하지 않는다고 생각할 수 있다. 결국 예방적 차원에서 림프샘을 치료하면 수명은 늘지 않고, 후유증만 늘어난다. 그런데도 수술의들은 림프샘 제거를 그만두려고 하지 않고, 치료 성적이 변하지 않는다는 사실을 환자에게 알리지도 않는다. 그 이유는, 후유증이 증가해도 그것이 자신들에게 생기는 것이 아니라는 점(타인의 고통은 100년은 참을 수 있다), 림프샘 제거술은 수술이 복잡해서 장기절제보다 '재미있다'(재미가 없으면 수술하는 보람이 없다)는 점에 있는 듯하다.

항암제

사례 18
암덩이가 축소하고, 식욕이 회복된 것은 항암제의 효과인가

종양이 축소해도 항암제의 독성으로 수명이 단축된다

질문: 아내가 유방암에 걸려, 항암제치료를 받고 있다. 약을 투여한 후부터 확실히 종양이 작아졌으며, 암 선고 이후 사라졌던 식욕이 돌아왔다. 곤도 마코토 선생님은 '항암제는 듣지 않는다'고 했지만, 항암제에 종양의 축소나 식욕회복의 효과가 있다는 증거가 아닐까?

암이 작아지면 환자와 가족은 하늘을 나는 기분일 것이다. 그 마음은 충분히 이해한다. 그러나 항암제는 부작용이 강하기 때문에 암은 축소하지만 환자의 수명도 단축되는 상황이 될 수도 있다. 상황을 정확하게 분석할 필요가 있다.

먼저, 항암제가 '듣는다' 또는 '유효하다'는 무엇을 뜻하는 것일까? 과거, 암전문가들은 항암제를 투여한 환자 5명 중 1명 이상이 '종양이 절반으로 줄어든 상태가 4주간 이어지는' 것으로 보았다. 그러나 항암제의 독성으로 인해 종양이 축소해도 수명이 확실하게 짧아진 환자가 많았기 때문에, 지금은 '상태의 완화'나 '삶의 질의 개선'도 '항암제의 유효성'에 포함시키고 있다. 즉, 본래 연명효과가 인정되었을 때를 '듣는다', '유효하다'고 정의해야 한다.

때문에, 어떤 항암제의 연명효과를 증명하기 위해서는 다수의 환자를 두 그룹으로 나누어 항암제를 사용한 경우와 사용하지 않은 경우를 비교하는 임상실험이 필요하다. 그런데 세계 어디를 보아도 신뢰할 수 있는 임상실험은 거의 없다. '연명효과는 증명되지 않았다'고 밖에 할 수 없다.

한편, 앞서 얘기한 대로 항암제는 독성이 있다. 이번 사례에서 말할 수 있는 것은 '연명효과는 명확하지 않으며, 확실한 것은 다소간이라도 수명단축의 피해를 입고 있다'는 사실 뿐이다. 그러면 식욕이 회복된 것은 어떻게 생각하면 좋을까? 원래 항암제 자체에는 식욕증진 작용은 없다. 반대로 구역질을 유발하고 식욕을 떨어뜨리는 부작용이 있다. 그런데도 식욕이 회복되었다는 것은 심리적 영향이라고 생각할 수 있다. 다시 말해, 암 선고를 받고 심리적 영향으로 식욕이 떨어졌지만, 이후 암이 작아졌다는 사실에 안도해서 식욕이 회복되었을 가능성이다.

최근에는 항암제 부작용 예방을 위해 구토억제제나 부신피질 호르몬인 스테로이드를 사용하는 경우가 늘고 있다. 전자는 구역질을 멈추게 할 뿐, 식욕증진 작용은 없으며 스테로이드에는 식욕증진 작용이 있다. 상담자의 부인에게 스테로이드를 사용했을 수도 있다.

어떤 이유에서건, 식욕이 회복되고 구역질을 억제할 수만 있다면 환자 입장에서는 반갑게 받아들일 것이다. 그러나 거기에는 함정이 있다. 구역질이나 식욕부진 등의 증상은 중요 장기와 조직에 발생하는 일종의 '장애 알람' 역할을 하고 있다. 장애를 입어도 침묵하는 장기와 조직을 대신해서, 항암제 독성이 일정선을 넘지 않도록 아주 초기부터 경종을 울리고 있는 것이다. 그런데도 구토 억제제나 스테로이드로 구역질과 식욕부진 등을 억누르면 환자는 안심하고 항암제치료를 지속하게 되어 쉽게 일정선을 넘게 된다. 부작용 억제제를 사용하는 것은 화재경보기의 스위치를 끄고 불을 사용하는 행위와 비슷하다.

말할 필요도 없이 항암제의 진짜 문제는, 중요 장기에 발생하는 영구적인 장애다. 심장, 폐, 콩팥, 조혈조직 등에 생기는 장애는 한 번 발생하면 회복이 불가능한 경우가 많고 사망에 이르는 경우도 적지 않다. 그 이전에, 항암제를 무제한으로 사용하면 사람은 반드시 사망한다. 항암제의 대부분은 공식적으로 '독약'을 인정되고 있으며, 외국에서는 '독성'이라고 한다.

항암제치료를 시작하면 장기와 조직이 타격을 입으며, 그 타격이 심각한 상황에 이를 때까지 깨닫지 못하고 진행된다. 장애 정도가 일정 선을 넘으면 심장기능상실, 호흡기능상실, 콩팥기능상실, 패혈증이 되어 증세가 나타난다.

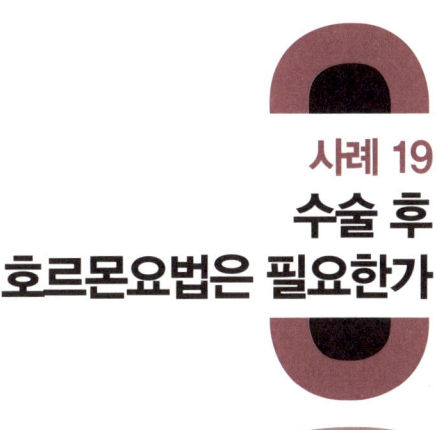

사례 19
수술 후 호르몬요법은 필요한가

증상이 없는 단계의 호르몬요법은 단점만 있을 뿐이다

질문: 50대 여성이다. 작년에 4.5밀리미터의 유방암을 절제했고, 방사선치료를 받았다. 호르몬요법(아리미넥스정)은 효과가 있을까? 유방암 조직유전자 검사는 재발률 12퍼센트(20년 동안), PR양성, HER2(+1)로, 감시림프샘 생체검사는 '전이 없음'이다.

유방암의 경우 암세포 속의 유전자를 검사하는 키트가 있어서, 환자 각각의 재발률을 예측할 수 있다. 상담자는 이 검사를 받은 듯하다. 일반적으로 '재발=암사망'으로 생각하고 있어서,

재발률 12퍼센트라고 하면 불안해하는 것은 당연하다.

그러나 일본인은 이 재발률에 민감할 필요는 없다. 원래 유방암 유전자검사 키트는 구미의 자료에 기반하여 만들어진 것으로, 구미인보다 예후(생존율)가 좋은 일본인에게 적용하면 과대예측이 되기 때문이다. 일본인이 유방암에 걸리는 비율과 그로 인한 사망률 모두 미국인의 60퍼센트 정도에 지나지 않는다. 또한 유방암의 '재발=사망'이라는 것도 옳지 않다. 확실히 유방 전적출술이 일반적이었던 시대에는 '재발=장기전이'를 의미했으며, 환자는 결국 사망했다.

그러나 현재의 표준 치료인 유방온존요법에서는 그렇게 단정할 수 없다. 온존요법의 재발에는 두 종류가 있다. 장기전이와 유방 내 재발, 즉 국소재발이다. 국소재발의 대부분은 다른 장기전이를 동반하지 않아 사망의 위험은 없다. 다시 종양을 절제하면 될 뿐이다. 따라서 유전자검사에서도 추정사망률만 계산하면 되는데, 어찌된 일인지 재발률을 채용하고 있다. 필요 이상으로 위험성을 높게 보여 환자들을 항암제치료나 호르몬요법으로 몰아가려는 저의가 있을 것이다.

상담자의 유방암 사망률을 다시 예측해보자. 종양은 4.5밀리미터로 아주 작은 크기이며, 림프샘 전이가 없다는 사실이 생체검사로 확인되었기 때문에 사망률은 아주 낮은 편에 속한다. 더욱이 프로게스테론 수용체(PR, progesterone receptor)라는 호르몬수용체가 양성이기 때문에 음성인 경우보다 예후가 좋다. HER2라는 단백질도 +1로, 예후 불량의 징후는 아니다.

이 상담자가 유방암으로 사망할 확률은 5퍼센트 이하, 그것도 '0'에 가까운 수치로 보인다. 이 상담자의 유방암은 다른 장기전이가 없는 가짜암의 가능성이 높다는 말이다. 그렇다고 해도, 가짜암으로 확정할 수 있는 것은 아니다. 상담자와 같은 사례에서도 유방암으로 사망할 가능성이 완전히 0은 아니기 때문이다. 따라서 원발 유방암을 치료한 후에 재발 예방을 위해 호르몬요법을 시행하면 어떨지에 대해 검토해보자.

유방암 치료 전문가들은 호르몬수용체가 있는 유방암환자에게는 호르몬요법이 유효하며, 재발과 사망을 줄일 수 있다고 주장한다. 그러나 그 주장의 기초가 되는 임상실험 자료는 전부 있는 그대로 신뢰하기 어려운 것들뿐이다. 호르몬요법을 표준 치료로 격상시켜 자신들의 경제적 이익을 도모하고자 하는 바람을 갖고 있는 의사들이 실시한 임상실험이기 때문이다.

그래서 더욱 호르몬요법을 이론적으로 생각해야 한다. 호르몬제에 암을 치유하는 힘은 없다. 가짜암이든 진짜암이든, 일시적으로 작아지는 경우도 있지만 언젠가 다시 커진다. 모든 호르몬제에는 독성이 있어서, 사용량과 사용기간에 비례해 독성에 의해 수명은 단축된다. 상담자의 유방암은 진짜암일 가능성은 거의 없다. 증상이 없는 단계에서 호르몬요법의 장점은 없고, 수명만 단축될 뿐이다.

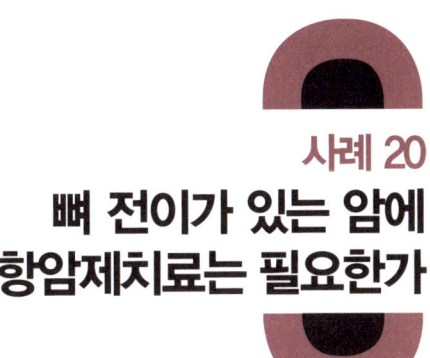

사례 20
뼈 전이가 있는 암에 항암제치료는 필요한가

간격을 두고 방사선치료를 해야 한다

질문: 80세의 남성이다. 2년 전에 요통이 있었고, 전립선암과 뼈 전이가 발견되었다. 이후 호르몬요법 등을 받아왔는데 요통이 심해졌다. 또한 항암제 점적주사로 인한 부작용으로 고통스럽다. 어떻게 해야 할까.

전립선암도, 그 전이병터도 남성호르몬을 영양분 삼아 자란다. 중요한 것은 남성호르몬의 분비를 저하시키는 치료다. 일본에서는 루프린Leuplin 등의 남성호르몬분비 억제제를 주사하는 것이 일반적인데, 여기에는 문제가 있다.

첫째로, 1~3개월마다 주사가 필요한데 값이 비싸다. 남성호르몬이 만들어지는 공장인 고환을 방치한 채 약으로 그 분비와 작용을 억제하려는 것도 억지 수단이며, 간질성 폐렴 등의 중대한 부작용도 나타난다. 전이가 있는 경우는 고환제거술을 권한다. 수술과 입원을 포함한 치료비도 호르몬요법의 6개월치 주사 비용과 비슷하다.

그러면 호르몬요법이 듣지 않게 되었을 때는 어떻게 해야 할까. 상담자의 주치의처럼 항암제를 사용하고, 통증이 악화된 후에도 계속 항암제에 집착하는 경우가 많다. 그러나 여기에는 두 가지 잘못이 있다. 하나는 국한된 통증에 대해서는 방사선이라는 유효한 방법이 있기 때문이다. 참고로 내가 하는 방사선치료법을 소개한다.

대상이 되는 환자는 방사선의 조사 범위를 최대 신체의 절반 수준으로 제한하는 경우이다. 그 이상이면 피폭의 해악이 커지기 때문이다. 골반 전체에 조사하는 경우, 1회 선량은 1.5Gy정도. 조사 범위가 좁으면 1회 2Gy로 한다. 방사선 조사의 상한 횟수는 일단 정해두지만, 매일 방사선을 조사해서 통증이 가벼워지면 거기서 중단한다. 이 수치를 최대한으로 올리면 새롭게 전이가 출현했을 때 방사선을 조사할 수 없게 되므로, 되도록 소량의 조사로 끝내는 것이다.

항암제치료가 잘못된 두 번째 이유는 환자의 생명이 단축되기 때문이다. 대규모의 치료통계를 보면 전이가 있는 전립선암 환자의 5년 생존율은 20퍼센트 정도다.(J Urol 2007; 177: 535) 그러나 전립선암치료로 유명한 대학병원의 비뇨기과의가 보여준 치료 성적은 0퍼센트였다. 그 대학병원에서는 항암제를 많이 사용해서 독성 때문에 생명이 단축된 것으로 생각할 수 있다. 문제는, 언제 치료법을 바꿔야 하는가이다. 암이 다시 증식을 시작하는지의 여부는 정기적으로 PSA수치를 측정하면 알 수 있다. 그러나 그 수치만으로 치료법을 바꾸어서는 안 된다. 증상이 없는데도 다른 치료를 시작하면 수명만 단축시킬 수 있기 때문이다.

마지막으로 암에 대한 적극적인 치료를 하지 않는 것을 불안하게 생각하는 사람들에게 내 경험을 들려주고자 한다. 내가 주치의로 처음부터 치료해왔던, 뼈 전이가 있는 전립선암 환자가 두 명 있다. 한 사람은 6년 반을 생존하고 사망했으며, 다른 한 사람은 9년째인 지금도 생존해 있다. 앞서 얘기했듯이 5년 생존율이 20퍼센트라면 두 사람 모두 5년 이상 생존할 가능성은 4퍼센트이다. 두 사람은 우연히 그 4퍼센트 안에 들어간 것일까? 아니다. 항암제를 사용하지 않고 증상이 사라지면 방사선치료를 멈추는, '띄엄띄엄 치료법'이 효과가 있었다고 나는 생각한다.

사례 21
두 곳의 간 전이가 있어서
주치의가 항암제를 권하는데

영양실조를 피할 수 있는 방법을 검토해야 한다

질문: 65세의 남성이다. 식사를 할 수 없어서 내시경검사를 받았더니 위암이었고, 위의 날문이 좁아져 있었다. CT검사에서 간에 두 곳의 전이병터가 발견되어, 항암제치료를 권하고 있다. 어떻게 하면 좋을까?

일본에서는 간 전이가 있어도 위 적출술을 시술하는 외과의가 많다. 그러나 전적출은 물론 부분절제로도 체력과 생활의 질은 떨어지며 수명이 단축된다. 이 사례의 담당의가 적출술을 권하지 않았던 것은 타당하다.

 문제는 항암제치료다. 위암의 간 전이는 1천 건에 한 건 정도의 예외를 제외하고는, 거의 대부분이 발생한다. 상담자와 같은 경우에는 그 외에 수십, 수백의 미세전이가 잠재해 있으며 치료는 불가능하다. 항암제로 병터가 작아지는 경우도 있지만, 암세포는 곧바로 다시 증식하기 때문에 연명효과는 확실하지 않다. 한편, 항암제의 독성으로 인한 수명단축효과는 확실해서, 빨리 목숨을 잃게 되는 사람이 많다. 상담자와 같은 경우, 항암제치료도 받지 않는 것이 가장 좋은 선택이다.

 그러면 어떻게 해야 할까. 먼저 치료를 포기하는 것이 시작이다. 나으려고 하면 무리한 치료에 매달리게 되어 생명과 재산만 잃게 된다. '증상완화'와 '연명'이라는 현실적인 목표를 세워야 한다. 연명에는 영양보급이 중요하다. 위암의 사인으로는 전이 외에도 영양실조가 있다. 상담자는 전이병터가 작아서 이 상태라면 전이 암이 아닌 영양실조로 사망하게 된다. 따라서 하루 24시간의 점적주사를 지속하면 아사는 피할 수 있다. 그러나 카테터가 정맥 내에 들어가 있기 때문에 관에 세균이 달라붙어 폐렴이나 패혈증이 일어나게 된다. 암뿐만 아니라 종말기 환자의 사인으로 카테터 관련 감염은 상당히 많아, 매년 수만 명이 목숨을 잃고 있다. 그렇기 때문에 상담자는 입으로 먹을 수 있도록 하는 것이 중요하다.

예를 들어, 우회술이 있다. 쇼와천황의 십이지장이 암으로 막혔을 때도 이 수술이 시행되었다. 단, 우회술은 개복하기 전까지 복막전이의 유무를 알 수 없다. 복막전이가 있으면 위와 소장의 연결부위가 이후 암세포의 증식으로 막히기 쉽기 때문에 우회술을 중지하는 것이 보편적이다. 이 경우, 개복한 만큼 손해만 보게 된다.

두 번째 방법은 스텐트 삽입술이다. 그물모양의 금속제 관을 접으면 얇은 봉처럼 된다. 내시경으로 보면서 암 종양으로 좁아진 위의 날문에 이 봉을 삽입하고 끝이 십지지장에 닿게 한다. 그리고 스텐트를 벌리면 종양이 밀려나가서 위와 십이지장 사이에 터널이 생겨 경구섭취가 가능해진다. 단, 스텐트는 그물 형태이기 때문에 그물 사이로 들어온 암세포가 증식해서 폐색되거나 스텐트가 떨어져나가는 경우도 있다. 그럴 경우, 가능하면 다시 삽입을 시도한다.

세 번째 방법은 방사선치료다. 잘 되면 암 종양이 사라지고, 간 전이로 사망할 때까지 그 상태를 유지할 수 있다. 그러나 위는 방사선 감수성이 높아서, 지나치면 궤양이 생기거나 지속적인 출혈로 수혈이 필요하기도 한다. 조사량은 1회 2Gy 20회, 합계 40Gy 정도까지 제한하는 것이 좋다. 그러나 스킬스 위암처럼 암세포가 정상점막에 녹아들 듯 성장하는 암은 방사선을 조사해도 날문의 협착을 제거하지 못하고 끝나는 경우가 많다. 스킬스 위암은 복막전이가 반드시 있으므로 우회술도 맞지 않는다. 스텐트 삽입을 검토하는 것이 가장 좋은 방법이다.

사례 22
수술 불능 상태의 폐암,
두 번째 항암제치료가 효과가 있을까

거의 확실히 항암제의 독성으로 사망하므로 방치해야 한다

질문: 64세의 남성이다. 1년 전 정기검진에서 폐암이 발견되었고, 흉막에 전이가 있어서 제거수술은 불가능했다. 그 이후 항암제치료로 종양표지자가 내려갔지만, 호흡곤란이 발생했으며 스스로는 거의 끝이라고 생각하고 있다. 최근에 계단을 오를 정도로 회복했지만, CEA수치가 다시 수술 전 수준으로 되돌아왔다. 담당의는 항암제치료밖에 없다고 하는데, 어떨까.

'말도 안 되는' 소리다. 항암제를 맞으면 거의 확실하게 사망한다. 복막으로 전이된 폐암은 진행도 1~4기 가운데 4기에 해당한다. 표준 치료는 항암제치료(화학요법)로 보고 있지만, 효과는 약하고 독성은 강해서 치료를 받지 않는 편이 오래 살 수 있다. 단, 상담자는 이미 한 번 받았기 때문에 그것을 전제로 검토해보자.

4기에도 CEA가 올라가지 않는 경우도 많이 있지만, 이 사례에서는 CEA가 높은 수치로 나왔다. 이 경우 CEA수치의 증감은 종양(암)의 양과 거의 비례한다. 따라서 항암제치료 후에 CEA수치가 내려간 것은 종양의 양도 줄었다는 것을 의미한다. 그렇지만 상담자의 경우는 독성이 강했다. 폐는 항암제에 가장 약한 장기로, 폐독성에 의한 사망자는 무척 많다. 상담자도 조금만 더 항암제치료를 지속했다면 독성으로 사망했을 것이다.

항암제를 중지하면 환자의 호흡기능은 서서히 회복하지만, 상담자의 경우는 치료 전의 상태로는 되돌아가지 못한다. 이는 폐에 영구적인 장애가 남았다는 것을 의미한다. CT촬영을 해보면 폐의 섬유화나 낭포화 등의 장애가 보일 것이다.

한편, 어떤 종류의 항암제라도 폐독성이 있다. 따라서 이런 상태에서 다시 항암제를 맞거나 복용하면 독성으로 사망하는 것은 거의 확실하다. 이에 반해, 흉막 전이는 한쪽 폐만이라면 방치해두어도 생명을 위협하지는 않는다. 더구나 상담자의 경우 수술에서 발견된 흉막 전이는 CT에서 발견되지 않았을 정도로 작아, 그것이 한쪽 폐 전체를 점하기까지는 1년에서 수년이 걸릴 것이다. CEA수치가 다시 상승하고 있다고는 해도, 수술 전의 수준으로 되돌아온 것뿐이므로 이 시점에서 몇 년은 걸리게 된다.

요약하자면 상담자의 경우는 암을 방치해도 몇 년은 생존할 수 있지만, 항암제치료를 하면 곧바로 사망한다. 그런데도 다시 항암제치료를 받으라는 것은 상식에서 벗어난다. 그 담당의는 시민병원의 내과의인 듯한데, 일본에는 그런 의사가 적지 않다. 왜 그런지는 명확하지 않지만, 암을 축소시키는 것만 생각하고 환자의 몸이나 수명을 생각하지 않는 것이다. 상담자가 다른 병원을 찾아가도 항암제를 권할 가능성이 높을 것이다.

따라서 자신을 지키고 수명을 연장하기 위해서는 병원에 가지 않는 것이 가장 좋다. 병원출입을 일단 중지하고, 고통 등의 증상이 나타났을 때 다시 가면 된다. 그때는 항암제가 아니라, 진통제나 방사선치료 등 고통을 완화시키는 완화요법을 받도록 하자.

사례 23
'항암제피해자 구제제도'가 미뤄진 것은 왜인가

치료제로서의 가치가 없다는 사실이 들통 나기 때문이다

질문: 얼마 전 후생노동성의 검토회가 항암제 부작용 피해자를 구제하는 제도를 미루기로 결정했다. 항암제에 부작용이 있는 것은 누구나 인정하고 있는데, 이유가 뭘까.

일반의약품에 의한 부작용피해자 구제제도는 1980년에 개설되었다. 수면제 탈리도마이드Thalidomide와 정장제 퀴노포름Quinoform 등 끊임없이 이어지는 약물 피해사건이 계기가 되었다. 유족에게는 일시금으로 700만 엔 정도, 10년 한도로 연간

200만 엔 가까이의 유족연금이 지불되었으며, 피해자에게는 의료수당이나 장애연금이 지불되었다. 그 재원은 제약업계에서 추렴되었다. 구제피해자가 늘어나면 제약회사의 수익은 줄게 된다. 이번 검토회 자체가 그들에게는 달갑지 않은 이야기일 것이다.

일반의약품의 경우, 구제 대상이 될 만한 피해가 나오는 것은 예외적이다. 추렴액도 어느 정도 예상할 수 있다. 따라서 약품 값에 추렴 금액을 포함시키면 제약회사의 경영이 위협받는 일은 없다. 그러나 항암제의 경우 얘기가 다르다. 항암제의 대부분이 '치료영역'이 극히 좁은 독약이거나 극약이기 때문이다. 암세포를 노려 공격하는 분자표적치료제도 대부분이 극약으로 지정되어 있다. 투여하면 중대한 문제가 일어나는 것은 당연하다.

독약과 극약의 차이는 치사량에 따라 구분된다. 치사량이 체중 1킬로그램당 주사량으로 20밀리그램 이하의 약은 독약이다. 복용약인 경우 30밀리그램 이하다. 한편, 극약의 치사량은 체중 1킬로그램당 주사는 200밀리그램 이하, 복용약으로는 300밀리그램 이하가 된다. 덧붙여, 치사량은 정확하게는 '절반 치사량'이며, 개체의 절반이 사망하는 양을 말한다. 이를 사람으로 실험할 수는 없기 때문에 쥐 실험결과를 같은 척추동물인 사람에게도 해당되는 것으로 간주하고, 사람의 치사량으로 보고 있는 것이다.

이상을 전제로, 고형암에 대한 항암제의 치사량을 생각해보자. 의사를 대상으로 한 설명서(첨부문서)에 기재되어 있는 투여량에 따른 경우, 몇 회 또는 며칠의 투여로 누적량이 치사량에 이르는지를 보는 것이다.

유방암 등에 사용되는 파클리탁셀Paclitaxel(독약)은 8회 주사로 독약기준의 양에 이른다. 구조가 비슷한 도세탁셀Docetaxel(독약)은 13회의 주사, 카보플라틴Carboplatin(독약)은 2회 주사로 독약기준에 이른다. 어떤 항암제도 1회 주사로는 치사량에 이르지 않도록 하고 있지만, 감수성에는 개인차가 있어서, 소수라고 해도 처음 주사로 사망하는 사람도 있다.

경구복용 항암제는 어떨까? TS-1(극약)은 4주간 매일 복용하는 것을 1주기로 해서, 2주간 약을 쉬고 다음 주기로 들어간다. 그러면 5주기에서 치사량에 이르게 된다. 젤로다Xeloda(극약)는 3주간의 매일 복용이 1주기인데, 일주일이면 치사량에 이른다. 실제 치사량은 항암제처럼 소량씩 투여하는 경우 더 많아질 수도 있다. 그러나 항암제치료는 독을 먹고 살아남기를 기대하는, 아주 어리석은 치료라는 점은 변함이 없다.

그러면 운 좋게 살아남은 암환자가 얻는 보상은 무엇일까. 전문가들이 강조하는 것은 기껏해야 '몇 개월'의 연명이다. 나는 사실 그것조차 의심스럽다. 실제로 의료현장에서는 항암제로 다수의 사망자가 나오고 있다. 폐암치료약인 이레사Iressa로 수많은 환자들이 사망한 것은 유명한데, 치료 중에 급사한 예능리포터 등 그러한 의심이 가는 예를 포함하면 그 수는 엄청나다. 죽지는 않더라도 심장기능상실, 콩팥기능부족, 신경장애 등 심각한 부작용도 빈번하게 발생하고 있다. 그러한 모든 부작용에 금전적 보상을 한다면 소송이 끊이지 않을 것이며 제약회사의 이익이 날아가 버린다. 무엇보다 소송의 과정에서 '문제가 일어나도 항암제 탓인지 병세 탓인지 알 수 없으므로 사용할 수 있는 만큼 사용하라'는 항암제치료의 무책임함이 드러나고, 항암제가 치료제로서의 가치가 없다는 사실이 드러난다. 이것이 새로운 제도 도입을 미루게 된 진짜 이유일 것이다.

대체요법

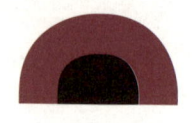

사례 24
비타민C 대량투여치료는
효과가 있을까

과도한 투여는 해가 될 가능성이 높다

질문: 대장암 수술을 한 58세의 남성이다. 간에 전이가 발견되었고 절제가 불가능하다고 한다. 항암제와 분자표적치료제 치료는 받지 않고 있다. 지인이 비타민C 대량복용요법을 권하는데, 어떨까.

그러한 치료법에 이끌리는 마음은 충분히 이해한다. 하지만 암 의료 현장에서는 환자를 제물로 삼는 의사나 업자도 있다. 상당히 조심해야 한다.

비타민C가 부족하면 체내의 곳곳에서 출혈을 일으키는 괴혈병에 걸리며, 심해지면 사망한다. 비타민C는 신선한 채소와 과일에 많이 함유되어 있으며, 하루 필요량은 100밀리그램이하로, 일상적인 식사로도 충분이 섭취할 수 있다. 이에 반해 비타민C 요법은 하루 10그램이나 복용하게 한다. 암이 축소했다는 보고가 있었고, 화학상, 평화상으로 노벨상을 두 번이나 수상한 라이너스 폴링[33]박사가 적극적으로 추천했던 것으로도 유명하다.

단, 폴링박사는 화학자로, 암 치료나 임상실험 전문가는 아니었다. 암은 자연경과에 맡겨도 축소·소실하는 경우가 있다. 그래서 무언가를 투여한 후에 암이 축소했다고 해서 그것만으로 유효성이 증명되는 것은 아니다. 폴링박사는 이점을 간과하고 있었다. 어떤 치료법이 암에 유효하다고 판단하기 위해서는 다수의 환자를 두 그룹으로 나누어 한쪽에는 비타민C를, 다른 한쪽에는 플라시보[34]를 투여한 후 비교실험을 해서 수명이 연장되는 것을 증명해야 한다. 비타민C요법에 관해서도 몇 가지 비교실험이 실시되었다. 진행기의 대장암을 대상으로 한 실험결과를

---

[33] 라이너스 폴링(Linus Carl Pauling, 1901~1994): 미국의 물리화학자. 현재의 화학결합론의 기초를 구축하였고, 양자역학적 공명·전기음성도·공유결합반지름·이온반지름 등 많은 유용한 개념을 정립했다. 1954년에 노벨화학상을, 1962년에 노벨평화상을 수상하였다.

[34] 플라시보placebo: 약리 활성이 없는 가짜 약. 피검자에 투여하여 본래의 약제를 투여한 그룹과 비교하여 약제 투여의 심리적 영향을 조사함과 동시에 약효, 약해를 해명하기 위해 사용된다.

보면, 암이 더욱 진행하기까지의 기간과 생존기간은 양쪽에 차이가 없었다.(N Engl J Med 1985; 312: 137) 다른 실험에서도 비타민C는 효과가 없었다.

한편, 세포배양실험에서는 고농도의 비타민C에서 암세포 사멸효과가 있다는 사실이 나타났다. 그래서 대량요법의 지지자가 비교실험에서 좋은 결과가 나오지 않았던 이유는 ①체내 농도가 낮았다, ②정맥점적주사를 이용하면 경구복용보다 혈중농도가 높아지므로 항암 효과가 나타날 것이다,라고 주장하게 되었다.

그러나 정맥주사의 항암효과나 환자의 수명연장 효과는 비교실험이 없어서 확인되지 않고 있다. 이론적으로 생각하면, 고농도의 비타민C에 살세포 효과가 있다면 그것은 항암제의 일종이 된다. 그리고 암세포를 죽이는 항암제는 반드시 정상세포도 죽이고, 그 결과 독성이 나타난다. 결국 고농도의 비타민C는 정상세포도 죽이고, 독성도 나타날 것이다.

사람들은 비타민이라고 하면 무조건 좋게 생각하는 경향이 있다. 과거 영양이 부족했던 시대에 각종 비타민제의 도움을 받았던 사람이 많았기 때문일 것이다. 그러나 과도한 비타민섭취는 독이 될 가능성이 높다. 예를 들어, 암을 예방할 수 있고 치료할 수 있다며 일부 의사가 추천하는 당근주스는 베타카로틴이라는 비타민A의 전구물질이 함유되어 있다. 중국의 비교실험에서는 베타카로틴은 확실히 암 사망을 감소시켰지만, 핀란드에서는 베타카로틴 그룹의 폐암 사망이 증가했다.

중국에서 암 사망이 감소한 것은 실험 실시 시기가 만성영양실조인 사람들이 많았던 시대로, 당연히 베타카로틴도 부족했을 것이다. 비타민 부족상태를 시정하면 각각의 질병도 줄어드는 것은 당연하다. 한편 핀란드처럼 영양이 충분한 국가에서는 비타민의 과도 섭취는 비극을 부르는 것이다. 말 그대로, 과유불급이라고 할 수 있다.

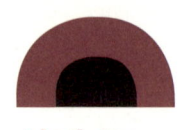

사례 25
암 환자인 친구가 현미채식으로 말라가고 있는데, 괜찮을까

암환자는 마르면 위험하다

질문: 40세의 독신이며 유방암이 뼈로 전이한 상태로, 호르몬제 등도 듣지 않아 진통제를 복용하고 있는 친구가 있다. 현미채식을 시작하고 55킬로그램이었던 체중이 50킬로그램으로 내려갔으며 계속 야위고 있다. 괜찮을까.

현미채식은 말 그대로 육식과 정미된 흰쌀을 배제한다. 일정의 영양을 취할 수 있고 제대로 만들면 맛있기 때문에 그것 자체는 문제가 없다. 비만인 경우 체중을 줄이는 데에도 좋은 방법이라고 생각한다.

그러나 암 치료법으로서는 원리적인 결함과 위험성이 있다. 원리적인 결함이란, 암은 유전자변이로 생기기 때문에 한번 변이한 유전자를 원래로 되돌리는 방법은 없으며, 식단을 바꿔도 불가능하다. 따라서 현미채식으로 암세포가 변하거나 소멸하는 일은 없다.

위험성이란, 현미채식의 내용을 말하는 것이 아니다. 현미채식으로 체중이 줄어 암의 성장속도가 빨라질 가능성을 말한다. 다수의 환자들을 진료하다보면 '왜 이 사람은 이렇게 진행이 빠를까' 하고 의아할 때가 있다. 그 대부분이 식사요법을 실행하고 있었고, 환자는 심각하게 마른 상태였다. 윤리적으로 비교실험을 할 수도 없어서 과학적인 증명은 불가능하지만, 이론적으로 생각해보자.

암의 성장 속도는 두 가지 요인에 의해 결정된다. 첫째는 암세포의 성질이다. 세포 내에 축적된 유전자변이가 세포를 빠르게 분열시키는 조합으로 되어 있으면 암세포는 빠르게 분열해서 주위조직에 침투할 수 있다. 하지만 체중이 준다고 변이유전자가 늘어나는 것은 아니므로 암의 성장 속도가 빨라지는 원인은 되지 않는다.

두 번째 요인은 정상조직의 저항력이다. 정상조직이 힘껏 버

티고 있으면 암세포의 분열이나 침윤에 제동을 걸 수 있다. 마르면 암의 성장이 가속하는 이유는 저항력이 약해졌기 때문일 것이다.

그러면 저항력의 실체는 무엇일까. 일반적으로 '저항력=면역력'이라고 생각하기 쉬운데, 이 두 가지는 다르다. 면역력으로 암세포를 배제할 수 있다고 해도, 암세포 발생 후의 아주 짧은 기간뿐이다. 암세포가 진단이 가능해질 크기까지 자랐다는 것은 신체의 면역력이 암세포에게 졌다는 무엇보다 확실한 증거다. 저항력의 실체는 각 정상조직을 구성하는 세포의 강인함과 세포 간 결합의 강고함에 있다고 생각한다. 그러한 것들이 강하고 튼튼하면 암세포가 자랄 여지는 적어지고, 정상세포 사이를 뚫고 들어가 침윤하기도 어려워질 것이기 때문이다. 그리고 세포가 강인하고 세포 간 결합이 강고하기 위해서는 각 세포를 구성하는 단백질과 지질 등이 충분해야 한다.

마르면 위험하다는 사실은 암 사망 통계에서도 암시되고 있다. 일반적으로 볼 때 암 사망률이 가장 높은 것은 마른 사람들이며, 그 다음이 고도비만인 사람들이다. 표준체중은 암 사망률이 가장 낮으며 약간의 비만인 경우도 여기에 해당된다. 물론 체내에 암세포가 하나도 없다면 현미채식은 특별히 위험하지 않다. 그러나 암세포가 하나도 없다는 보장은 할 수 없다는 점이 어려운 부분이다.

진행암이나 재발암은 마르면 특히 위험하다. 체중을 유지하는 것이 암의 성장을 누르고 수명을 연장시키는 것으로 이어진다. 단, 단식을 포함한 식사요법은 일부 암환자에게는 종교와 같은 것이어서 다른 사람이 개종시키기는 지극히 어렵다. 나도 환자에게 한 번은 조언을 하지만, 그 이상은 간섭하지 않고 있다.

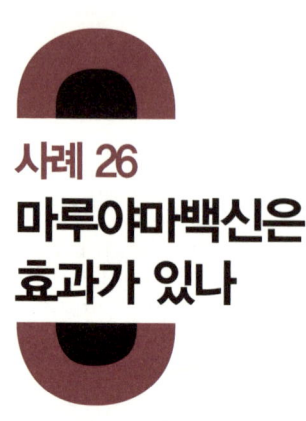

사례 26
마루야마백신은 효과가 있나

자신의 일부인 암을 면역력으로 배제하는 것은 무리가 있다

질문: 70세인 엄마가 비소세포성 폐암 수술 후, 뼈와 간에서 전이가 발견되었다. 통증 등의 증상은 없다. 주치의는 항암제를 권하고 있지만 본인은 꺼린다. 지인이 마루야마백신을 권하는데, 효과는 있는가.

폐암은 암세포의 구조와 기능에 따라 크게 소세포성과 비소세포성으로 나뉜다. 이 중 비소세포성이 약 80퍼센트를 차지하며, 그 성질도 진행 속도가 빠른 것에서부터 느린 것까지 다양하다.

폐암이 다른 장기로 전이했을 때는 항암제치료(화학요법)가 표준 치료로 되어 있다. 그러나 항암제에는 전이성 폐암에 대한 치유효과도, 연명효과도 없다. 있는 것은 독성으로 인한 수명단축과 생활의 질의 저하뿐이다. 화학요법을 받지 않은 것은 정답이다.

그러나 그렇게 하면 전이가 있는데도 아무런 치료도 하지 않는 것이 된다. '종양이 커지는 것을 지켜보며, 앉아서 죽음을 기다릴 수는 없다', 환자나 가족이 그런 기분이 드는 것은 충분히 이해한다.

마루야마백신은 결핵균의 균체성분菌體成份이다. 인체에는 이물질이기 때문에 이 약을 주사하면 그것을 배제하기 위해 면역계가 활성화된다. 이 면역계가 활성화된 상태가 암세포를 배제하는 데에도 유효할 것이라는 생각이 마루야마백신의 기본적인 발상이다.

그러한 생각에 바탕을 두고 개발된 항종양제 크레스틴Krestin과 피시바닐Picibanil이 있다. 크레스틴은 버섯 성분이며, 피시바닐은 용혈성연쇄구균 성분이다. 양쪽 모두 한때 연간 수백억 엔의 매상을 올렸지만, 마침내 연명효과가 없다는 사실이 밝혀져 외면당했다. 마루야마백신에 관해서는 임상시험이 수십 년에 거쳐 계속해서 시행되었지만, 아직도 연명효과는 제시되지 않고 있다. 확실한 것은 '유료 배포'이기 때문에 제조원과 배포원은 윤택해지고, 환자의 주머니는 허전해졌다는 것이다.

의외의 부분에서 독성도 밝혀졌다. 3기의 자궁경부암 방사선 치료를 한 환자를 두 그룹으로 나누어 한쪽에는 저농도의 마루야마백신을 투여하고, 다른 한쪽에는 그 200배의 양을 투여한 비교실험이 있었다. 그 결과 저농도 그룹의 5년 생존율은 58퍼센트였지만, 고농도 그룹은 41퍼센트였다. 그런데도 여전히 마루야마백신을 시작하는 사람들이 있어도 나는 그다지 놀라지 않는다. 일본에서는 면역신앙이 강하기 때문이다.

실제로 면역은 위대한 힘을 발휘한다. 만약 인간에게 면역계가 갖춰져 있지 않았다면 현재 지구상에 인간은 존재하지 않을 것이다. 그러나 면역계가 힘을 발휘하는 것은 세균이나 바이러스 등의 감염에 대해서다. 병원체가 아닌 물질에 대한 반응은 둔감하다. 예를 들어, 여성 성기에 침입하는 정자는 여성의 몸을 구성하는 단백질과는 다른 단백질을 포함하고 있어서 면역계가 작동한다. 그러나 일부의 예외를 제외하고는 정자를 배제하는 수준까지는 이르지 않기 때문에 임신이 가능한 것이다. 임신 결과 자궁 내에 태아가 자라는데, 태아도 모친에게는 구성 단백질이 다른 '이물질'이다. 태아에 대해서도 면역계는 다소 작동하지만 배제해서 유산시키는 데에는 이르지 않는다. 그래서 출산이 가능한 것이다.

이처럼 체내에서 생기는 자연현상에 대해서는 그것이 이물이라고 해도 면역계는 신중하게 행동하는 것이다. 암은 세포의 노화이며, 자연현상이다. 암세포는 외부에서 온 병원체가 아니라 자기 자신의 일부다. 그런데도 면역력을 강화해서 배제시킨다는 것은 애초부터 무리가 있다.

종말기 의료

사례 27
모르핀 알약을 복용 후 구역질과 졸음에 시달리고 있다

가루약으로 바꿔서 양을 줄인다

질문: 48세의 유방암 뼈 전이 환자다. 이곳저곳이 아파서 엠에스콘틴(10밀리그램정)을 먹기 시작했는데, 구역질과 졸음이 나서 괴롭다. 의사는 '약을 멋대로 증감해서는 안 된다'고 하는데.

엠에스콘틴MS Contin은 모르핀 제제로, 체내에서 천천히 녹기 때문에 하루 2회만 복용하면 되는 우수한 약이다. 그러나 일반적인 모르핀(분말)과 마찬가지로 구역질과 졸음이 나타나는 결점이 있다. 이는 통증의 강도와 약의 양이 맞지 않는 것이 원인일 것이다. 같은 뼈 전이라도 통증의 강도에는 개인차가 있는데다가, 모르핀에 대한 감수성에도 개인차가 있어서 모르핀의 필요량은 사람에 따라 다르다.

모르핀은 술과 비슷한 면이 있다. 술을 말로 마시는 사람도 있는 반면, 술지게미에도 취하는 사람이 있다. 모르핀도 1회에 몇 백 밀리그램을 필요로 하는 경우도 있는 반면, 몇 밀리그램으로 충분한 사람도 있는 것이다. 그래서 엠에스콘틴 복용을 시작하는 경우 졸음억제제나 구토억제제를 동시에 처방하는 경우를 자주 볼 수 있다. 그렇지만 그러한 부작용 억제제는 그다지 효과는 없고 고유의 부작용이 있어서, 환자는 오히려 더욱 고통스러워지는 경우도 있다.

그러면 어떻게 해야 할까? 나는 모르핀을 사용하는 시기를 다음과 같이 정하고 있다. 일단 모르핀(가루) 1밀리그램을 복용시키고, 통증이 사라지면 다음에도 그 양으로 한다. 통증이 사라지지 않으면 3~4시간 후에 2밀리그램을 복용시킨다(일반적인 모르핀은 작용시간이 짧다). 그래도 듣지 않으면 3~4시간 후에 4밀리그램. 그래도 듣지 않으면 8밀리그램, 조금 효과가 있는 경우에는 6밀리그램, 하는 식으로 상태에 맞춰 증가시킨다. 그리고 통증이 사라진 양을 적당량으로 한다.

다음으로 적당량을 정기적으로 복용한 경우의 1일 총량을 구한다. 예를 들어, 1일 총량이 40밀리그램이라면 엠에스콘틴(10밀리그램정)을 2알 씩, 12시간 간격으로 복용하게 된다. 또한 엠에스콘틴이 12시간 지속되지 않는 경우도 있으며, 그때는 1일 총량을 3등분해서 8시간 간격으로 복용시킨다.

모르핀(가루)은 원외처방으로 구입할 수 있지만 상비하고 있는 원외 약국은 적은 듯하다. 그래서 제제화되어 있는 모르핀액(제품명 오프소Opso, 5밀리그램/포)을 처방받아 그것을 나누어 복용하는 것도 한 방법이다. 모르핀 가루의 가격은 1밀리그램 당 2.2엔이지만, 오프소는 24엔으로 10배나 된다. 마약을 처방하는 의사는 임의로 양을 조절하면 안 된다고 환자에게 고하는 것이 일반적이다. 그러나 통증의 정도는 의사가 알 수 없다. 환자 자신이 통증의 정도에 맞춰 모르핀 가루나 엠에스콘틴의 양을 증감하는 것이 합리적이다. 구토억제제나 졸음억제제는 자각 증상이 나타난 후에 시도하면 되고, 증상이 없을 때는 복용하지 않는 편이 좋다.

단, 방사선치료 등으로 통증이 사라져 모르핀을 중단한 경우는, 한 번에 끊으면 금단증상이 나타나는 경우가 있으므로 서서히 양을 줄이도록 한다. 그러면 상담자의 경우는 어떨까. 모르핀 양이 과도했을 가능성이 있으므로 모르핀 가루를 처방받는 등 감량을 시도해보면 좋을 것이다. 질문의 내용으로 볼 때 진통제

1단계인 비마약계의 아세트아미노펜Acetaminophen을 사용했는지 여부는 불명확하다. 최근에는 마약계 진통제의 사용이 강조되고 있어서인지 제1단계를 건너뛰는 경우도 있는 듯하다. 사용하지 않았다면 아세트아미노펜을 시작하는 것도 한 방법이다(마약과 병용해도 문제는 없다). 아세트아미노펜이 효과가 있는지는 하루면 알 수 있다.

사례 28
독거인 말기암 환자는 어디서 마지막을 맞이하면 좋을까

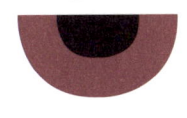

호스피스를 추천하지만, 상태가 좋을 때 예약해두어야 한다

질문: 결장암 수술을 한 후 폐와 간으로 전이한 58세의 독신남성이다. 담당의가 항암제치료를 권했지만 받을 생각은 없다. '마지막'을 어디서 맞이하면 좋을지 조언을 부탁한다.

마지막을 맞이할 장소는 생활의 질과 관련된 큰 문제이다. 후보는 ①병원, ②자택, ③완화치료병동이 될 것이다.

①대학병원의 일반병동은 항암제치료를 하지 않으면 말기환자는 받아들이지 않는다. 그렇다고 해서 근처의 일반 병원으로

옮기면 사망 직전까지 끝없이 검사와 치료가 행해질 가능성이 있다.

대부분의 사람은 ②익숙한 자택에서 마지막을 맞이하고 싶어 한다. 경제적인 면을 고려한 후생노동성의 유도책도 있어서 재택의료(즉, 왕진)를 주력으로 하는 개업의가 급증하고 있다. 그러나 급증한다는 것은 벼락치기의 실력 없는 의사도 많다는 것이며, 진료의 내용이나 질이 제각각이므로 주의가 필요하다.

그 이상으로 문제가 되는 것은 독거인도 '재택사'가 가능한가 이다. 결론을 말하자면 의사와 간호사에게 충분한 지식과 경험이 있으면 불가능하지 않다. 말기암은 수발보험의 대상이 되므로 수속을 밟으면 각종 서비스도 받을 수 있다. 하지만 마지막 몇 주간은 24시간 붙어있을 수 있는 사람이 없으면 가려운 곳을 긁어주는 듯한 조처를 기대하기 어렵다. 게다가 수발인의 휴식과 수면을 고려하면 복수의 간병인이 필요하다.

결국 독거인은 ③완화치료병동(이하, 호스피스)이 최선이라는 결론이 된다. 어떤 호스피스가 좋은지는 환자의 최대 관심사이지만, 많은 말기환자를 호스피스에 소개해온 나도 우열은 알 수 없다. 호스피스를 옮겨 다니는 환자가 없으므로, 실제 체험에 바탕한 우열평가를 들을 수 없기 때문이다.

그래서 나는 환자에게 '여러 곳의 호스피스를 예약하고, 담당자와의 면접이나 병동 견학 시 감각적으로라도 좋으니 우열을 비교하라'고 조언하고 있다. 호스피스 입소를 위해서는 사전 면접이 필요하다. 면접을 하면 대기명단에 이름이 올라가고 상태가 악화된 사람부터 입소할 수 있다. 대기명단 가운데 환자를 선택해서 입소시키는 기준은 공개되고 있지 않아 블랙박스 상태라고 할 수 있다. 추측이지만, 인간사회의 통념 상, 호스피스 입장에서 상황이 좋은 환자를 우선시 할 가능성이 있다.

상황이 좋다는 것은 암이라는 병명, 병세, 임종이 머지않았음 등을 정확하게 알고 있고, 자립적이며 의료진에게 협조적인 환자가 될 것이다. 면접 할 때에 그러한 환자라는 점을 태도로 보여주는 것이 유리하다. 문제는 대기명단에 이름이 올라있지 않으면 급박한 상황에서 때를 맞출 수 없다는 점이다. 그런데도 신청부터 면접까지 1~2개월이 걸리는 호스피스도 적지 않다. 그래서 입소희망자는 예상 사망시기 몇 개월 전, 즉 전신 상태가 상당히 좋은 단계에서 면접을 신청해야 한다.

그런데 사람의 마음은 상태가 좋은 단계에서는 몇 개월 이내에 사망할 가능성이 있다는 사실을 인정하기 어렵다. 담당의 역시 상태가 좋은 환자에게 곧 죽을 가능성이 있으니까 호스피스를 신청하라고 말하기 어렵다. 그것은 나도 마찬가지로, 늘 망설이다. 그러나 우물쭈물하다가 면접을 놓치고 입소할 수 없는 사태가 발생한다. 그래서 마음을 모질게 먹고, 꽤 시간이 남아 있는 환자에게 호스피스 면접을 권하고는 있지만, 괴로운 일이다.

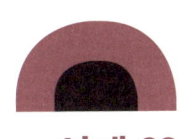

사례 29
여성 환자에게 호스피스를 권하려면 어떻게 해야 할까

먼저 항암제치료의와의 결별을 충고해야 한다

질문: 친구를 걱정하고 있는 남성이다. 그녀는 44세의 독신으로, 전이성 유방암으로 항암제치료를 받고 있다. 약을 몇 번이나 바꾸어도 전이병터는 작아지지 않고 쇠약해지고 있다. 호스피스로 옮기는 것이 어떨까 생각하지만 말을 꺼내지 못하고 있다. 어떻게 하면 좋을까.

호스피스 입소를 위해서는 먼저 면접을 받아야 한다. 그런데 신청부터 면접까지 1~2개월이 걸리는 경우도 있어서, 마지막

직전까지 항암제치료를 받고 있으면 호스피스에 들어갈 수 있는 기회를 놓치게 된다.

물론, 환자 본인은 '죽고 싶지 않다', '항암제치료를 그만둔다는 것은 죽음을 인정하는 것이 된다' 등의 감정이 강할 것이다. 그 외곬수적인 심리가 주위에게도 전해져 가족이나 친구는 항암제 중지나 호스피스 입소를 권하지 못한다. 어디서나 나타나는

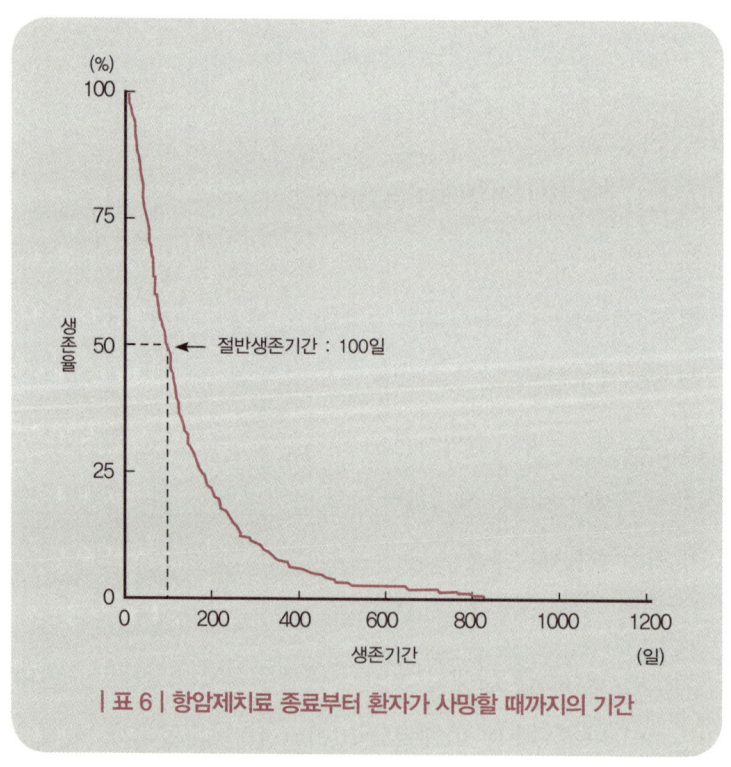

| 표 6 | 항암제치료 종료부터 환자가 사망할 때까지의 기간

갈등이다.

　이 갈등을 해결하는 것은 주치의의 역할이라고 생각한다. 하지만 항암제치료의가 주치의인 경우 어떻게 될까. 참고가 될 만한 구체적인 조사결과를 살펴보자.

　항암제치료를 받고 있는 말기암 환자 255명이 대상이며, 그중 유방암 123명, 산부인과암 77명 등 여성 환자가 90퍼센트를 차지하고 있다. 항암제치료의 종료부터 환자가 사망할 때까지의 기간을 그래프로 만들었다. 생존기간은 5일에서 1천 206일까지인데, 치료 종료 후 1년 이내 사망이 90퍼센트이다. 13퍼센트가 치료 종료 후 30일 이내, 32퍼센트가 60일 이내에 사망했으며, 환자수가 절반이 될 때까지의 기간(절반생존기간)은 100일밖에 되지 않는다. 한편, 논문자료가 풍부한 유방암을 보면 말기 환자라도 항암제치료를 하지 않는 경우의 절반 생존기간은 2년(700일) 이상이 된다.(〈표 5〉참고)

　암센터 조사에서는 다른 암종도 포함되어 있기는 하지만, 절반 생존기간(100일)이 이상하게 짧다. 항암제 독성이 직접사인이 되었을 것이다. 조사에서는 생존기간에 영향을 미치는 인자를 분석했다 그 결과 남성은 치료 종료 후 90일 이내에 사망한 비율이 높게 나타났다. 또한 남녀를 불문하고 45세 이하의 젊은 층도 90일 이내에 사망하기 쉽다. 그들이 항암제치료를 선택한 이유는 한 가정의 경제를 책임지는 위치이거나 젊은 나이에 아직 죽을 수 없다는 마음이 강하기 때문인지도 모른다.

치료 종료 시 환자가 일상생활을 하는 능력, 즉 활동력도 영향을 미친다. 활동력을 0~4까지 5단계로 평가한 경우('0'은 증상이 없고 활동력 100퍼센트, '4'는 지속적인 수발을 필요로 하는 거동이 불가능한 상태), '3'이나 '4'인 사람은 90일 이내 사망률이 높았다. 내가 놀란 것은 암센터에서는 활동력이 '3'이나 '4'인 환자에게까지도 항암제치료를 하고 있다는 사실이다.(활동력 '3'은 하루의 절반 이상을 침상에서 보내는 경우이다.) 안 그래도 체력이 떨어져 있는 사람들인데 항암제를 투여하면 곧 죽는 것은 당연하다.

생존기간에 영향을 미치는 또 다른 요인은, 담당의다. 조사에서는 6명의 항암제치료의가 담당의였으며, 담당 환자의 90일 이내 사망 비율은 33퍼센트에서 83퍼센트까지 불규칙했다. 또한 담당의가 완화치료나 호스피스에 대해 환자에게 이야기한 경우에는 90일 이내 사망 비율이 38퍼센트였던 것에 반해, 이야기하지 않은 경우에는 86퍼센트였다. 담당의의 사고방식이나 환자를 대하는 태도가 수명에 크게 영향을 미치는 것이다.

그러나 비교적 일찍 환자를 놓아주는 의사도, 그전까지는 불필요하고 유해한 항암제치료를 해왔다는 사실은 변함없다. 치료사를 피하기 위해서는 항암제치료를 멀리해야 한다. 질문자에 대한 답으로는 친구와 인연을 끊을 각오로 충고하거나, 하지 않거나 하는 문제는 질문자 자신이 결정해야할 일이라고 생각한다는 말을 전한다.

4장

선진의료는 돈 낭비

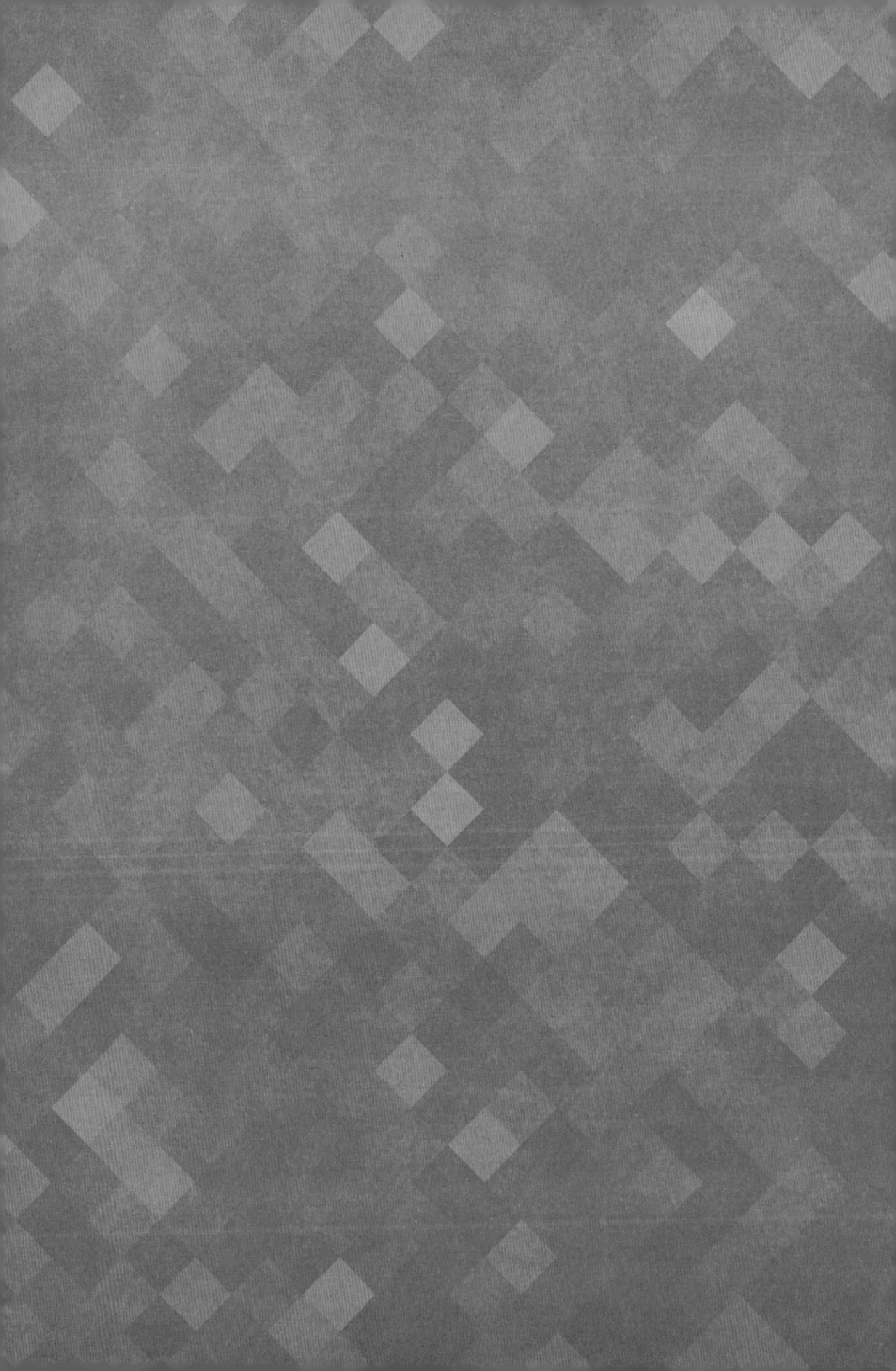

입자선요법의 속임수

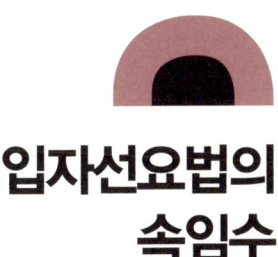

방사선치료가 유일한 해답일 수 있다

일본에서는 현재, 각종 '선진의료'가 시행되고 있다. 그러한 고도의 의료기술 가운데 후생노동성 장관의 인가 하에, 시행 가능한 의료기관이 지정되고 있다. 암 분야에서는 '중립자선치료'와 '양성자선 치료'가 대표 격이다.

선진의료는 검사, 투약 등 통상적인 의료와 공통되는 부분에는 건강보험이 적용되지만 핵심기술은 전액 자기부담이다. 중립자선치료의 경우 300만 엔 전후다. 거기에 건강보험의 자기부담금이 더해진다. 생명보험회사는 중립자선치료를 예로 들어 선진의료특약암보험을 홍보하고 있다.

그러나 중립자선 치료나 양성자선 치료의 의미가 의심되고 있다.(이하, 양쪽을 합쳐 입자방사선치료라고 하겠다.) 다시 말해, 리니액 기계를 사용하는 일반적인 방사선치료와 비교해 생존율이 높아지지 않는다는 것이다. 더구나 중립자선치료는 일반적인 방사선치료보다 후유증이 심각해지는 경향도 있다.

나는 미국에서 입자방사선치료 담당의로 근무했던 기간을 포함, 방사선치료에 40여 년 간 관여해왔던 경험을 통해 환자에게 방사선치료는 복음이라는 사실을 확신하고 있다. 그러나 일본은 입자방사선치료에 눈길을 빼앗겨 중요한 점을 잊고 있다. 그것을 바로잡는데 조금이라도 도움이 되도록 문제점을 지적하려고 한다.

방사선치료에서는 정상적인 장기와 조직(이하 '정상조직')의 피폭 선량을 극소화하고, 암 종양의 선량을 극대화하는 것을 이상으로 삼는다. 이 점에서는 리니액에서 나오는 'X선'은 이상과는 거리가 멀다. X선의 경우 정상조직의 선량은 피부 바로 아래를 100으로 했을 때 인체의 깊은 곳으로 침투하면서 90, 80으로 조금씩 감소한다. 그 결과 정상조직의 선량이 종종 암 종양보다 높아져 장애와 같은 후유증이 발생하기 쉬우므로 암 종양의 선량을 충분히 높일 수 없었던 것이다. 그래서 입자방사선치료가 등장했다.

양성자는 깊숙이 들어가도 선량이 감소하지 않는 특징이 있다. 그리고 일정 깊이에서 자체의 모든 에너지를 조직에 투여하고 양성자 자체는 소멸한다. 즉, 양성자는 일정 깊이까지밖에 도달하지 않는다. 이러한 특성 때문에 양성자선은 인체 심부에 있는 비교적 작은 암 종양에서 X선을 대신할 수 있는 치료법으로 기대되었다. 단, 선량이 같은 경우 양성자선의 살세포 작용은 X선과 큰 차이는 없다. 일정 깊이에서 양성자선과 피폭이 멈추고 그 안쪽의 조직은 피폭되지 않는다는 선량분포의 특성이 X선과 비교해 장점이 될 수 있다.

기술혁신으로 상황이 변했다

— 양성자선치료는 쓰쿠바대학 부속병원 등 7곳이 선진의료의 지정을 받았고, 그 외 3곳에서 설비 중이다. 치료대상은 전립선암, 폐암, 간암, 두경부암[35], 척색종, 골육종, 직장암 수술 후의 골반 내 재발, 췌장암 등의 고형암이다.

그런데 양성자선치료에서 예상도 하지 못했던 사태가 발생했다. 리니액의 기술혁신이 바로 그것이다. 고정밀도 리니액이 개

---

35 두경부암頭頸部癌: 상악, 구강, 인두, 후두 등에 발생하는 암을 말한다.

발되어, X선을 이용한 정밀한 방사선치료가 가능해졌기 때문이다. 그 중 한 방법이 'IMRT(Intensity Modulated Radiation Therapy, 세기조절방사선치료)'이다.

IMRT에서는 CT 화면 위에 암 종양의 윤곽을 그리면 컴퓨터가 최적의 조사법(어떤 방향에서 어느 정도의 선량을 조사할까 등)을 계산한다. 그 계산 결과대로 리니액을 작동시키면 양자선치료와 비슷한 선량분포를 얻을 수 있다. IMRT에 의해 양성자선치료는 필요성이 희박해졌다. 앞서 얘기했듯이 X선과 양성자선의 살세포 작용은 거의 같기 때문에 IMRT의 암 억제효과나 후유증은 양성자선과 같은 정도로 볼 수 있다. 한편, 비용면에서 IMRT는 보험 적용이 되어 30퍼센트만 부담하면 되기 때문에 40만 엔 전후이고, 양성자선치료는 250에서 290만 엔 정도이다. IMRT를 선택하는 것이 합리적이다.

단, 고형암 가운데 전립선암은 주의해야 한다. 최근 분석자료에 따르면 전립선암에는 치료의 의미가 없기 때문이다. 전립선 전적출술을 한 환자 그룹과 어떠한 치료도 하지 않고 방치한 환자 그룹을 비교한 실험이 실시되었는데, 전립선암에 의한 사망률 및 심근경색, 뇌졸중 등을 포함한 전체사망률에 차이가 없었기 때문이다.(N Engl J Med 2012; 367: 203)

양성자선치료를 대신하는 또 하나의 X선 치료 기술은 '정위방사선치료'이다. 비교적 좁은 범위에 여러 방향에서 X선을 조사하기 때문에 정상조직의 선량을 극소화시키고, 암 종양의 선량을 극대화시킬 수 있다. 폐, 간, 뇌의 암 종양에 대해서는 정위방사선치료 역시 보험이 적용되므로 여기에서도 양자선치료의 필요성이 무의미하게 된다.

단, 정위방사선치료는 악용될 위험이 있다. 유방암, 신장암, 림프샘 전이, 뼈 전이 등 보험적용 외의 암종을 '핀포인트 조사'라고 칭하며 고액의 자비를 부담시키는 시설이 있기 때문이다. 특히 위험한 것은 유방암에 대한 핀포인트 조사다. 유방암의 진행 범위는 정확하게 파악되지 않기 때문에 핀포인트라는 말과는 달리 상당히 넓은 범위에 고선량을 조사해야 한다. 그 결과 갈비뼈 골절이 발생하고, 피부가 타서 붉은색, 흰색, 갈색의 얼룩덜룩한 피부로 변질될 가능성이 높다. 환부 역시 고선량 조사로 인해 정상조직이 영구적으로 경화하여 암의 흔적, 재발과 구별하기 어려워진다. 이로 인해 환자는 평생 불안감을 안고 살아가기 쉽다. 보험적용이 되지 않는 것은 그 나름의 이유가 있는 것이다.

IMRT와 정위방사선치료가 출현한 탓에 양성자선치료가 더 적합한 환자의 수는, 만약 있다고 해도 극소수가 된다. 그런데 양자선치료기를 갖춘 시설은 설비 중인 곳도 포함해 10곳이나 된다. 이는 아무리 생각해도 과도하며, 전국에 한두 곳이면 충분한 것으로 보인다. 앞으로는 양성자선치료 시설을 없애야 한다.

다음으로 중립자선치료인데, 치료에 사용되는 것은 '탄소이온선'이다. 3곳의 시설이 가동되고 있으며, 그 밖에 2곳이 설비 중이다. 탄소이온선의 특징 가운데 하나는 선량이 줄어들지 않고 조직 속으로 들어가 일정 깊이에 도달하면 중립자가 소멸하며, 그 안쪽에 있는 조직의 피폭선량은 거의 제로가 된다는 것이다. 양성자선과 같은 특징이다. 양성자선과 다른 특징은 일정 선량당 살세포 작용이 X선의 몇 배나 된다는 점이다. 이 특징 때문에 X선이 잘 듣지 않는 척색종이나 골육종 등의 암에 대한 치료효과가 기대되었다.

세계에서 가장 환자수가 많은 곳은 방사선의학종합연구소(이하 '방사연')로, 2012년까지 6천 명 이상을 치료해왔다. 대상은 척색종, 두경부암, 폐암, 간암, 전립선암, 직장암의 골반 내 재발, 골육종 등이다. 그런데 이들 암은 양성자선치료 대상암과 겹친다. 양성자선치료에 종사하고 있는 의사들은 양성자선이건 중립자선이건 결과는 다르지 않다고 생각하고 있다.

현재 양성자선 치료기와 중립자선 치료기를 갖추고 있는 효고현립입자선의료센터에서는 동일 암종을 양쪽 치료기로 치료하고 있다. 그리고 담당의는 치료효과와 부작용 등에서 명확한 차이를 인정하지 않고 있다고 한다.

한편, 앞서 얘기했듯이 양성자선치료는 IMRT나 정위방사선치료보다 그 효과가 뛰어나다고 하기는 어렵다. 따라서 중립자선치료도 우위성을 주장할 수 없게 된다. 왜 중립자선, 양성자선, X선의 치료성적에 차이가 없을까? 가장 큰 이유는 암이 진짜암과 가짜암으로 나뉘기 때문이다. 치료대상이 진짜암이라면 장기전이가 발생해 어떤 치료법도 근본적인 치료가 불가능하기 때문이다.

가장 큰 불안은 후유증

— 이에 반해 가짜암이라면 장기전이가 없기 때문에 원칙적으로 방치해두어도 사망할 위험은 없다. 전립선암처럼 대부분이 가짜암인 경우든, 폐암처럼 진짜암이 많이 포함되어 있는 경우든 간에, 치료법에 따른 생존율에 차이가 나지 않는 것은 어쩌면 당연한 일일 것이다.

중립자선으로 이야기를 되돌려보자. 방의연이 발표한 치료성적에는 문제가 있다. 그 한 예가 직장암 수술 후의 골반 내 재발(이하 '직장암 국소재발')이다.(『제10회 중립자의과학센터 심포지엄 초록집』2011년)

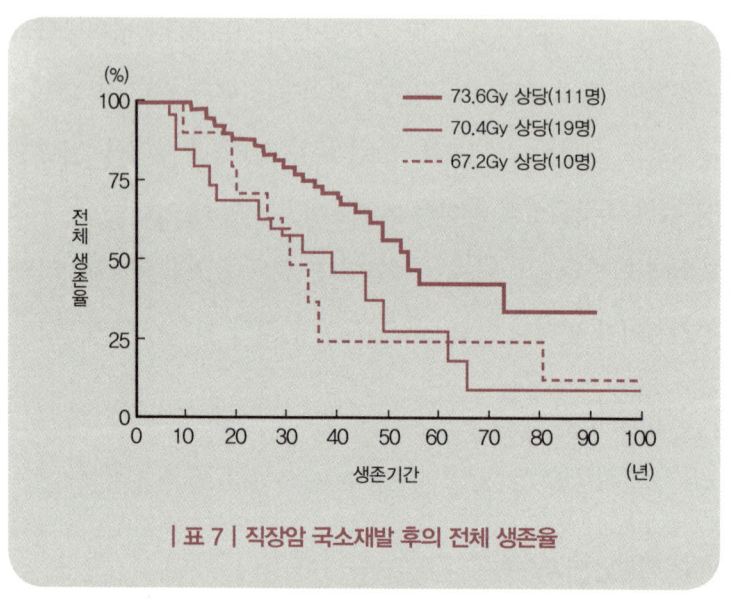

| 표 7 | 직장암 국소재발 후의 전체 생존율

〈표 7〉은 직장암 국소재발 치료성적이다. 선량별로 3개의 생존곡선이 그려져 있는 이유는 도중에 두 번에 거쳐 선량을 증가시켰기 때문이다. 그래프에서는 고선량 그룹의 생존곡선이 두드러지며 보고자도 이를 근거로 '상당히 좋은 성적'이라고 자화자찬하고 있다. 그러나 고선량 군의 성적이 좋게 보이는 이유는 환자의 생사 추적조사가 허술했기 때문이다. 추적조사가 제대로 이루어지지 않았다고 단언할 수 있는 근거는 생존곡선의 형태에 있다. 직장암의 국소재발을 치료해도 장기전이로 인해 조만간 사망하기 때문에 생존곡선, 바꿔 말하면 사망곡선은 '지수함수'

의 형태를 취하게 된다. 지수함수 곡선은 처음에 급격하게 하강하고 점점 완만해져 움푹 패인 형태이다.(〈표 7〉에서는 저선량 군의 곡선이 이에 가깝다) 그러나 고선량 군의 곡선은 직선 내지 오른쪽 위를 향해 약간 불룩한 형태를 띠고 있다. 이처럼 지수함수 곡선의 형태를 띠지 않는 이유는 생사 추적조사를 게을리 했기 때문이다.

즉, 장기전이로 사망한 사람이 생사조사에서 빠져 병원 데이터에는 최종 검진일 이후로도 계속 살아있는 것이 되어 생존율이 실제보다 높게 계산되었다는 말이다. 만약 지금이라도 생사조사를 엄밀하게 시행하면 고선량 군의 생존곡선은 저선량 군과 거의 겹칠 것이다. 암에 의한 생사라는 자연현상은 자연계의 법칙, 즉 지수함수를 따라야 한다.

중립자선치료에서의 가장 큰 불안은 후유증이다. 예를 들어, 자궁경부암 치료에서는 심각한 장 질환이 발생하고 있다. 장관괴사, 장폐색, 직장질루(변이 질로 나온다) 등인데, 실제 수치가 공표되지 않아 몇 명에게 발생했는지 알 수 없다. 앞의 『제10회 중립자의과학센터 심포지엄 초록집』에는 조사법을 재검토했으나 심각한 장 질환은 '현재로는…… 거의 없어졌다'고 적혀있다. '거의'라는 것은 그 수가 적더라도 지금도 발생하고 있다는 사실을 인정한 단어다. 예전에 내가 진료한 환자는 몇 년 전 구강내 암을 방의연의 중립자선으로 치료한 후 3개월 만에 입이 몇 밀리미터 밖에 벌어지지 않았고 이후 유동식밖에 먹지 못한다고 한다. 입의 개폐와 관련된 근육이 수축·경화했기 때문일 것이다. 또한 최근에는 조사 부위의 볼이 움푹 패여 외출할 때는 마스크를 착용해야만 한다고도 한다. X선치료라면 일어나지 않았을 후유증이다. 게다가 구강내암이 재발했고, 조사한 범위 내외로 퍼져가고 있었다.

다시 말하자면, 입자선이 X선보다 우수하다는 증거는 없으며, 뒤떨어질 가능성도 있다. 그런데도 입자선 치료시설은 계속해서 늘어만 간다. 세금의 낭비이며, 철저하게 재검토해야 한다. 만약 입자선 치료시설을 존속시키고 싶다면, 비교실험이 필요하다. 환자를 두 그룹으로 나누어 한 편은 X선을, 다른 한 편은 입자선 치료를 하는 것이다. 그러한 실험결과 없이는 보험적용을 인정해서는 안 된다.

일본의 암 치료는 정말로 중요한 것이 뒷전으로 밀린 채 전체가 균형을 잃고 왜곡되었다. 방사선으로 치료해야 할 환자가 수술로 장기를 잃고 있다. 실제 예를 들어보자. 식도암 수술은 개흉·개복을 해서 대용식도로 위를 가슴으로 끌어올리는 큰 수술이다. 수술 사망률이 높고 생활의 질은 떨어진다. 그런데도 생존성적은 방사선과 항암제를 병용하고 식도를 남기는 화학요법과 다르지 않다.

프랑스에서의 비교실험을 예로 들자면, 진행도 T3의 환자 전원에게 중등도의 방사선량으로 화학방사선요법을 시행해 암 종양이 작아진(60퍼센트의) 환자를 두 그룹으로 나누어 한쪽에는 식도전적출술을 하고, 다른 한쪽에는 화학방사선요법을 추가했다. 그 결과 두 그룹의 생존곡선은 겹쳐졌다.(J Clin Oncol 2007; 25: 1160) 다음으로 근육층에 침윤한 방광암을 보면, 일본에서는 거의 전원이 방광 전적출술을 받고 있다. 그 결과, 집뇨주머니를 복부에 장착하게 되어 생활의 질은 떨어지고 신체장애자로 인정된다. 그런데 구미에서는 예전부터 방사선으로 방광을 온존시키는 방법이 확립되어 있으며, 이를 주로 하는 국가도 있다. 그리고 비교실험에서는 화학방사선요법의 성적이 방사선 단독 치료보다 양호하다.(N Engl J Med 2012; 366: 1477) 구미에서는 이후 화학방사선요법이 표준치료가 될 것이다. 그러나 일본에서는 변화의 조짐이 조금도 없다.

수술대국은 붕괴한다

자궁경부암은 1기에서 4기까지 분류되며, 1B기 이상에서는 수술을 하게 되면 광범위 자궁 전적출술이 시행된다. 그러나 림프샘 절제 시 주변의 신경을 뚝뚝 끊는 탓에 배뇨장애가 거의 모두에게 발생하며, 림프액이 고여 다리가 붓는다. 한편, 암을 전부 제거하지 못하는 경우가 많아 수술 후에는 방사선치료가 추가되고, 이로 인해 생활의 질은 더욱 나빠진다.

그래서 구미에서는 훨씬 이전부터 2B기 이상은 방사선치료가 표준 치료였다. 1B기, 2A기에서의 비교실험에서는 수술과 방사선치료의 생존율이 다르지 않고, 수술 후의 생활의 질이 나쁘다는 사실이 드러나(Lancet 1997; 350: 535) 방사선이 표준치료가 되었다. 그러나 일본에서는 거의 모든 1B기 환자와 2B기 환자의 50퍼센트가 광범위 자궁 전적출술을 받고 있다.

혀암도 아주 옅은 병변이라면 수술만으로 충분하다. 그러나 병변이 조금 깊어지면 혀의 상당한 부위를 절제하고 다른 신체 부위에서 근육을 이식해 남은 혀와 연결한다. 그래도 발성장애나 삼킴곤란증이 발생하고 말투가 어눌해져, 대부분이 직업을 잃는다. 구미에서는 '근접 방사선 요법brachytherapy'이라는, 방사성 동위원소를 혀에 꽂아 넣는 방법이 표준 치료다. 그러나 일본에서는 수술이 80퍼센트나 시행되고 있으며, 환자는 근접 방사선 요법이라면 생기지 않았을 생활의 질 저하로 고통 받고 있다.

이상은 모두 방사선 단독 혹은 화학방사선요법으로 치료해야 할 대표적인 고형암이다. 그렇지만 이들 암종의 치료법이 변경되면 외과의, 비뇨기과의, 산부인과의, 이비인후과의는 일의 대부분을 잃는다. 그래서 완강하게 저항하고 있는 것이다.

치료법의 변경을 방사선과의에게 기대할 수는 없다. 그들은 병원 내에서 수술의들의 부하 내지 하녀 같은 취급을 받아온 역사가 있어서, 지금도 하고 싶은 말을 하지 못한다. 암센터도 대학병원도 그러하다. 그 역사가 방사선과의를 수술의와 경쟁하지 않는 수술 불능 암의 치료나 입자선치료로 도망가게 한 원인일 것이다.

그러나 독자여러분은 자신이 암에 걸렸을 때를 생각하며 비관할 필요는 없다. 독자들은 의사를 능가하는 힘, 즉 치료법을 선택할 권리를 가지고 있기 때문이다. 부족한 것은 어떤 고형암에 어떤 치료법이 적당한지에 대한 정보뿐이다. 올바른 정보를 얻어 환자와 가족이 스스로 행동하면 수술의도 제지하기 어려워지며, 수술대국은 내일이라도 무너질 것이다. 단, 세컨드오피니언을 들으러 갈 때는 진찰실 문 너머에서 이루어지는 의사 동지들의 담합을 피하기 위해, 다른 병원의 방사선치료과를 찾아가야 한다.

면역요법은 사기 상술

면역요법은 선진의료로 인정받기까지 흥망성쇠의 역사가 있었다. 대략적으로 살펴보면, 과거에는 마루야마백신이 환자들의 폭넓은 지지를 받았지만, 전문가들은 의혹의 눈으로 보았고, 결국 면역요법제로 인가받지 못한 채 끝났다.

이에 반해 정식인가를 받은 '크레스틴Krestin'과 '피시바닐Picibanil'은 1980년대에 각각 매년 수백억 엔의 매상을 올리게 되었다. 그러나 연명효과가 없고 분석 자료의 근거가 없다는 등의 비판을 받으며 쇠퇴했다.

한편, 면역관련물질인 '인터류킨2Interleukin2'를 다량으로 주사하면 암 종양이 축소되는 경우가 있다는 사실이 밝혀져 기대를 모았다. 그러나 사망자가 나올 정도로 강력한 부작용이 있어서 보급되지 않았다.

이러한 상황에서 1990년대 학회강연에서 면역요법을 연구하던 학회장이자 외과교수는 '면역요법은 수술, 방사선, 항암제와 함께 암 치료의 네 번째 주축이 될 것으로 기대했지만, 기대는 벗어났다'고 말했다.

그런데 21세기인 오늘날, 면역요법은 전례 없이 기대를 받으며 융성하고 있다. 가장 큰 원인은 림프구 등의 '면역세포'를 치료에 이용하기 시작했기 때문일 것이다. 현재, 선진의료가 된 것도 '면역세포요법'이다. 예컨대, 구루메대학병원 등 5곳의 병원이 '자기종양·조직을 이용한 활성화 자기림프구 이입요법'을, 도쿄여자의과대학병원 등 6곳의 병원이 '수지상세포 및 종양항원 펩티드를 이용한 암백신요법'을 시행하고 있다. 항간에서도 세타클리닉그룹 등의 면역세포요법클리닉이 크게 늘어나고 있다.

그러나 면역세포요법은 사실 원리적으로 볼 때 유효하기 힘든 방법이다. 그 사실을 이해하면 열기도 순식간에 식을 것이다. 이해를 위해서는 면역의 기초부터 살펴볼 필요가 있다.

인기의 비결은 탁월한 홍보전략

— 림프구 등으로 이루어진 '면역계'의 목적은, 세균이나 바이러스 등 '외부의 적'으로부터 몸을 지키는 것에 있다. 면역계가 없으면 인간은 존재할 수 없다. 그런데 면역계는 강력해서 만약 자신의 세포에 공격을 가하게 되면 인간은 죽게 된다.

그래서 면역계는 자기 자신의 세포(이하 '자기')와 외부의 적('비자기')을 구별하는 방법을 찾아냈다. 인간의 각 세포에는 2만 개 이상의 유전자 세트가 있으며, 그것들이 설계도가 되어 아미노산을 결합시키고 5만 종 이상의 단백질을 만들어낸다. 그러나 평상시에 모든 유전자가 활동하는 것이 아니며, 세포 내 단백질의 종류는 한정되어 있다.

한편, 단백질보다 짧은 아미노산 결합체를 '펩티드'라고 한다. 면역계가 작동하기 위해서는 효소가 세포 내의 단백질을 재단하여 펩티드로 만들고, 그 펩티드가 세포막 위에 전시되어야 한다. 백화점 쇼윈도에 상품을 견본으로 전시하는 것과 비슷하다. 그러나 백화점과는 달리, ①세포는 원칙적으로 모든 단백질을 펩티드로 만들어 전시하며, ②쇼윈도의 유리처럼 가려주는 물질이 없어서 외부의 면역세포는 펩티드에 직접 접촉할 수 있다. 이 접촉이 '자기'와 '비자기'를 구분하는 전제 작업이다.

그런데 태생기에는 어떤 교묘한 구조에 의해 무한에 가까운 종류의 림프구가 만들어진다.(이 발견으로 노벨상을 받은 사람이 도네가와 스스무[36])다. 한 개의 림프구는 어느 특정 펩티드(를 가진 세포, 이하 동일)에 결합할 수 있으며, 다른 펩티드에는 결합할 수 없는 것이 원칙이다. 그러나 체내에 존재하는 림프구 각각이 다른 펩티드에 결합할 수 있어서, 면역계 전체로서는 무한한 종류의 펩티드에 결합하는 능력을 획득했다.

더욱이 정교한 점은, 자기 펩티드와 결합할 수 있는 림프구는 남겨두면 이후 자기세포를 공격해서 위험하기 때문에 태생기에 제거된다. 그 결과 체내에는 자기 펩티드와 결합하지 못한 림프구만 남는다. 그러나 그 종류 역시 무한에 가까워, 이후 어떤 외부의 적이 침입해도 그것들을 '비자기'로 인식하기에 충분하다. 그리고 외부의 적이 체내에 침입했을 때는 '수지상세포'라는 면역세포가 그것들을 끌어당겨 단백질을 재단해서 세포막 위에 침입 펩티드를 전시한다. 그러면 이에 결합하는 림프구가 모여들고, 수지상세포는 지령을 내려 그 림프구를 분열·증식시킨다. 이렇게 해서 침입 펩티드에 대항하는 충분한 수의 '군인 림프구'가 만들어지는 것이다. 한편에서는 바이러스 같은 외적은 정상

---

36   도네가와 스스무(利根川進, 1939년~): MIT대 교수로, 일본의 분자생물학자. 1987년 노벨 의학·생리학상을 수상했다.

세포에도 침입한다. 그러면 세포 내에서 외적단백질이 재단되어 세포막 위에 외적 펩티드가 전시된다. 군인 림프구는 이것을 인식해서 공격하여 괴사시킨다.

주의해야 할 것은, 수지상세포는 새로운 종류의 군인 림프구를 무에서 만들어내는 것이 아니라, 이미 존재하는 림프구 그룹 가운데 적합한 림프구를 선택해서 증식시킨다는 점이다. 그런데 '자기종양·조직을 이용한 활성화자기림프구 이입요법'이나 '수지상세포 및 종양항원펩티드를 이용한 암백신요법'의 선전 문구를 보면 '수지상세포는 외부의 적을 인식해서 군인 림프구를 증식시킨다'고 말하고 있다.

그러나 암세포는 정상세포와 똑같은 유전자세트를 갖고 있어서 단백질도 펩티드도 정상세포와 공통으로 갖고 있다. 따라서 군인 림프구가 체내에 무수히 존재해도 암세포를 '비자기'라고 인식하지 못할 뿐더러, 공격은 더욱이 할 수 없다. 한편, 면역세포요법은 어떤 식으로 해도 '자기'를 공격하는 새로운 종류의 군인 림프구를 만들어내지 못한다. 면역세포요법은 운명적으로 실패가 예고된 것이라 할 수 있다.

면역세포요법의 희망은 '변이유전자'다. 암세포는 정상세포의 유전자가 변이해서 만들어진 것이므로, 변이유전자를 설계도로 한 변이단백질이 존재할 것이다. 이 변이단백질은 아미노산 배열이 다른 새로운 종류의 단백질이기 때문에 '비자기'라고 할 수 있다. 그래서 암세포가 발생하면 곧 수지상세포가 비자기 펩티드를 인식해서 군인 림프구를 증식시켜 암세포를 배제할 가능성은 남는다. 그러나 환자의 암세포는 통상적으로 각각의 변이단백질을 갖고 있어서 면역계가 비자기로 인식하지 못해 섬멸시킬 수 없었다는 사실을 보여주고 있다.

만약 면역계에 암세포를 배제할 수 있는 능력이 있다고 한다면, 가능성이 가장 높은 것은 암세포가 몇 개에서 몇 백 개 정도로 수가 적은 시기일 것이다. 그런데 암 진단을 받은 환자의 체내에는 적어도 10억 개의 세포가 있으며, 말기 암의 경우는 1조 개에 이른다. 암 종양이 그러한 크기로 자랐다는 것은 면역계가 싸움에 졌다는 가장 큰 증거이다. 암세포의 수가 적을 때도 졌는데 억 배가 된 상황에서 이길 수 있다는 생각은 합리적이지 않다. 면역세포요법은 이론적으로도 현실적으로도 파국을 맞고 있다. 선진의료의 간판을 내려야 하며, 계속 하겠다면 시험치료로서 무료로 시행해야 한다. 그런데도 면역세포요법 클리닉이 번성하고 있는 이유는 뛰어난 홍보전략 때문일 것이다. 인터넷에서 면역요법 배너광고가 수없이 출현하는 것도 한 예이지만, 신뢰도가 높은 매스컴을 끌어들이는 것도 게을리 하지 않는다.

2012년 2월 6일의 NHK의 〈아사이치〉라는 방송에서 "놀랍다!

암백신치료요법 전선"이라는 특집이 방영되었다. NHK의 홈페이지에는 '췌장암으로 더 이상 치료법이 없다는 선고를 받았지만 간에 전이한 종양이 사라지고, 가족여행을 즐길 수 있을 정도로 회복된 30대 주부'를 소개한다고 적혀있다.

나는 방송을 보지 못해서 어떻게 된 일일까 궁금해 하고 있었는데, 〈시민을 위한 암치료 모임 뉴스레터 2012년 2호〉가 눈에 들어왔다. NHK에서 소개한 환자의 주치의의 강연 요지와 함께 간병변이 증대하고 축소·소실되기까지의 CT소견이 실려 있었기 때문이다.

그러나 그것은 간 전이로 보기는 힘든 소견이었다. 병변 내부가 균일하며, 두께가 일정한 원 모양의 농염상이 주위를 둘러싸고 있다는 점에서 간농양, 즉 감염병변으로 보인다. 동료 방사선과의 몇 명도 같은 의견을 보였다. 감염증이라면 저절로 축소되는 것도 이해가 간다.

일본만의 특수현상

— 비교실험에서 좋은 성적이 나오면 그것도 홍보의 큰 재료가 된다. 이 점에서 국립암연구센터의 비교실험(Lancet 2000; 356: 802)이 홍보에 자주 사용된다. 실험에서는 간

암 절제 후의 환자를 두 그룹으로 나눠 한쪽은 아무 것도 하지 않고, 다른 한쪽은 '활성화자기림프구이입요법'을 시행했다. 그 결과 5년 후의 '무재발율'이 전자 22퍼센트에 비해 후자는 38퍼센트. 이것이 홍보에 이용된다.

그러나 간암재발의 유무는 CT 등의 검사를 하지 않으면 알 수 없기 때문에, 만약 검사 시기를 자의적으로 변경하면 재발율을 높이고 내리는 것은 담당의 뜻대로 된다. 그래서 재발은 치료성적의 판정에는 사용하지 않으며, 성적비교는 '전제사망률'에 의해야 하는 것으로 본다.

그리고 그 실험에서는 양 그룹의 전체 생존율에 차이가 없었다. 이러한 실험결과를 뻔뻔하게 선전에 사용해서 환자와 가족을 유혹하는 것이다.

더욱 결정적인 것은 '프로벤지Provenge'의 치료성적일 것이다. 프로벤지는 전이성 호르몬요법저항성의 전립선암에 대한 '수지상세포 펩티드백신'으로, 미국식품의약국FDA가 2010년 4월에 인가했다. 프로벤지는 3회 치료에 9만 3천 달러. 일본에서 미국으로 건너가 치료를 받는 환자도 있으며, 특허가 끝날 때까지 전 세계에서 9조 엔을 벌어들일 것이라는 소문도 있다. 일본에서 한창 유행중인 '수지상세포'를 이용한 면역세포요법도 프로벤지의 성공에 힘 업고 있다. 인가의 근거는 한 비교실험의 결과다.(N

Engl J Med 2010; 363: 411) 그러나 얼마나 획기적인지 보면, 연명효과는 4개월 전후이다.

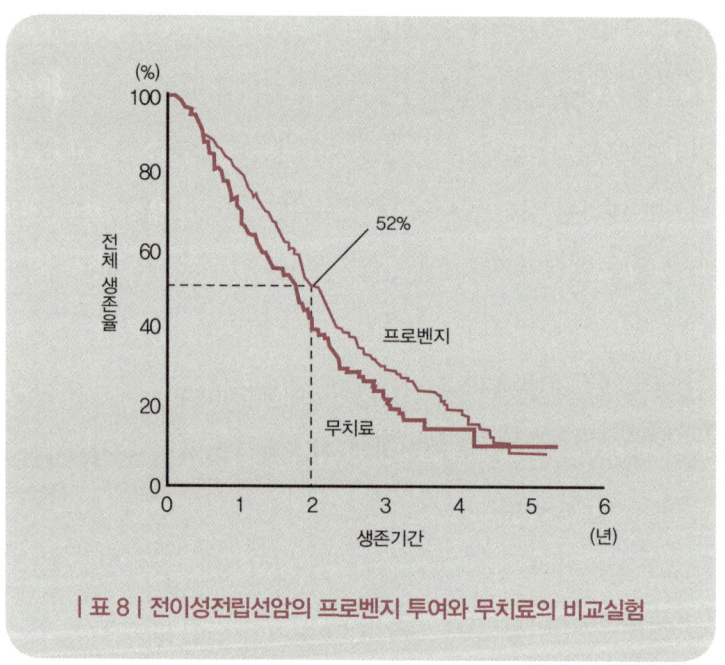

| 표 8 | 전이성전립선암의 프로벤지 투여와 무치료의 비교실험

이 논문에는 속임수가 있다. 그것은 환자 전원의 생사를 완전하게 추적했다고 하는 점으로, 사실 조사는 완전하지 않았다. 그래프를 보면 알 수 있다. 예를 들어, 프로벤지 그룹의 2년 째 생존율은 그래프 상에서는 52퍼센트로 나타난다. 그러나 그래프 아래에 기재되어 있는 환자수로 계산하면 2년 생존율은 38퍼센

트밖에 되지 않는다. 만약 생사 조사가 완전했다면 이 38퍼센트가 실제 생존율인 것이다. 그래프에서 52퍼센트로 되어 있는 이유는, 추적이 되지 않았던 환자들(전이성 암이므로 사망했을)의 몇 명 또는 수십 명을 치료개시 후 2년 내의 어딘가에서 생존하고 있는 것으로 취급했기 때문이다. 이러한 속임수를 제거하면 프로벤지 그룹의 생존곡선은 치료받지 않은 집단과 겹칠 것이다.

고형암에 항암제가 효과가 있다(즉, 연명효과가 있다)는 신화는 이러한 테크닉을 이용한 실험논문이 쌓이고 쌓여 형성되었다. 위암수술 환자에게 TS1이라는 항암제를 사용하면 연명효과가 나타났다고 하는, 일본의 전문가들이 자랑하는 일본에서의 비교실험에서도 이 테크닉이 사용되었다.(J Clin Oncol 2011; 29: 4387 중 〈표 2〉 참조.)

다시 프로벤지의 이야기로 돌아가자. 오류가 포함된 논문을 근거로 프로벤지를 인가한 것은 큰 문제이다. FDA도 최근에는 그 운영자금의 대부분을 제약회사에 의존하게 되었다. 산업경제가 부진한 미국에서는 제약업이 성장의 주축으로 기대 받고 있는 상황도 더해져, FDA는 오류를 알면서도 인가했을 가능성이 있다. 제약회사도 물론 알고 있었을 것이다. 논문 저자에 제약회사 사원이 세 명이나 포함되어 있다.

면역세포요법에는 이상과 같은 원리적·현실적 결함이 있는데도, 면역요법클리닉이 효능을 주장하며 환자를 모아 고액의 요금을 징수하는 것은 사기와 다를 바 없다. 구미에서 같은 짓을 하면 의사면허가 박탈된다. 그들은 광고탑으로서의 역할을 해내고, 대학교수 이상의 보수를 받는다고 들었다. 돈에 눈이 멀어 환자와 가족을 배신하는 행위에 손을 빌려주는 것은 한심한 짓이다. 면역요법은 이처럼 일본의료의 결함과 의료윤리의 결여가 응축되어 있는 것이다.

마지막으로 암 치료나 의사에게 살해당하지 않기 위해 일반적으로 알아야 할 사항을 정리해본다.

이런 이야기를 하는 것은 '동업자'로서 정말로 안타깝지만, 암 치료에 관여하고 있는 의사들은 종종 정직하지 못하고 거짓말을 자주 한다. 환자와 가족이 치료를 받은 후 크게 후회하는 상황은 의사의 거짓말 때문에 발생한다. 따라서 의사나 치료에 살해당하지않는 비결도 결국 의사의 거짓말을 파헤치는 방법이 핵심이 된다.

5장

암 치료로 의사에게 살해당하지 않으려면

결국, 치료의 방향은 환자가 결정한다

방법1 왜 의사를 믿어서는 안 되는가

―   만약 눈앞의 의사가 진실을 얘기하면 장기 수술이나 항암제치료를 받을 환자는 극감할 것이다. 미국의 최신 연구에서는 항암제치료를 받고 있는 (전이가 있어서 치료가 불가능한) 폐암 환자의 70퍼센트, 대장암 환자의 80퍼센트가 항암제치료로 자신이 나을 가능성이 있다고 착각하고 있었다.(N Engl J Med 2012; 367 : 1616) 수술에서도 마찬가지다. 세계의 어떤 나라에서도 항암제치료의나 수술의는 환자와 가족의 잘못된 인식을 바로잡으려고 하지 않으며, 오해나 착각에 편승해 치료를 받게 하고, 경제적 이익을 취하고 있다.

방법2 '시한부 3개월' 선고를 받았다면?

― 건강한 상태에서 초진을 받았는데 '시한부 3개월' '시한부 6개월'이라는 선고를 받았다면, 그 의사는 거짓말을 한 것이다. 초대면에서 남은 수명을 판단하는 것은 무리이며, 만약 암 전이가 있어도 보행이 가능하고 증상 없이 건강하다면 방치해두어도 반 년이나 1년 안에 죽지는 않는다. 갑자기 시한부 선고를 내리는 것은 환자와 가족을 협박해서 강제적으로 치료를 받게 하려는 의도이며, 그런 의사나 병원은 즉각 관계를 끊어야 한다.

방법3 치료법에는 반드시 선택지가 있다

― 어떤 장기의 어떤 진행도의 암이라도 치료법이나 대처법은 여러 가지가 있다. 장기를 남기는 치료법을 선택하면 치료사는 줄어든다. 통증 등의 증상이 있어서 고통스럽다면 진통제 등 몸이 편해지는 방법을 선택하자. 몸이 편해지면 생명력도 회복되고 수명도 연장된다.

특히 전이가 있는 경우라면, 독성이 강한 항암제는 절대 금해야 한다.

방법4 그렇다면 최선의 연명대책은 있는가?

— 전이가 있어도 통증 등의 증상이 없다면 치료하지 않고 상태를 지켜보는 것이 가장 확실한 수명연장 대책이다. 전이가 커져 증상이 나타나면 몸이 편해지는 치료를 받자.

건강한데도 검사에서 암이 발견되었다면 방치를 원칙으로 해야 한다. 치료를 받으면 더 건강해지는 것이 아니라, 치료사하거나 수명을 단축시킬 가능성이 높기 때문이다.

방법5 세컨드오피니언은 꼭 필요한가?

— 암 선고를 받았을 때 다른 의사에게 소견을 들으러 가는 사람이 늘어나고 있다. 그러나 맨 앞에서 소개한 간자부로의 경우에서 알 수 있듯이, 팀 의료는 환상에 지나지 않으므로 같은 병원에서 의견을 구하는 것은 위험하다. 또한 병원을 바꿔도 같은 진료과목 의사면 초진의사와 같은 의견을 들을 확률이 높다. 대학이 다른 계열의 병원, 다른 진료과목의 의사를 찾아가는 것이 현명하다.

방법6 최선의 건강법은 무엇인가

— 증상이 없는 상태에서 종합건강검진이나 정기검진에서 발견된 암은 가짜암이 압도적으로 많다. 때로 진짜암이 섞여있지만, 그것은 다른 장기에 전이가 있는 것이므로 일찍 발견해도 치료되지 않는다. 결국 가짜암이든 진짜암이든 검사에서 발견해내고 치료하면 수명은 단축된다.

따라서 증상이 없고 건강한 사람이 노인검진이나 종합건강검진 등을 가까이 해서는 안 된다. 직장검진이 의무화되어 있는 경우는 담당자와 협의해서 되도록 검사항목을 줄여, 암이 발견될 가능성을 낮게 만들자. 검사를 피하는 것이 최선의 건강법이다.

방법7 나를 해치지 않는다

— 암세포는 정상세포에서 나뉜 것이어서 구조나 기능이 거의 같다. 암은 말하자면 세포의 노화현상이며, 자기 자신의 일부다. 그렇다면 자기 자신과 싸우는 것은 무리가 아닐까. 자신의 몸에 공격을 가하면 치료나 의사에게 살해당하는 것이 된다.

앞으로의 목표는 '싸움'이 아니라 '공생'이 되어야 한다. 암이 난폭해지지 않는 한 발견했어도 가만히 둔다. 구석구석 검사하면 암이 발견될지도 모르지만, 자고 있는 아이를 일부러 깨울 필요는 없다. 만약 난폭해지면 회유하는 정도의 치료법이나 대처법으로 대응한다. 결코 암의 숙주인 본인을 죽이는 치료는 받지 않는다. 이러한 뜻을 확고히 할 수 있으면 사는 게 편해지고, 또한 오래 살 수 있는 것은 확실하다.

글을 마치며

나는 지금까지 『문예춘추』에 몇 편의 논문을 기고했다. 그 중에서도 가장 반향이 컸던 것은 항암제의 무의미함을 설명한 논문이다.(2011년 1월호) 환자나 가족은 처음 듣는 이야기였으며, 의사들에게는 '영업방해' 행위였기 때문이라고 생각한다. 이와 관련된 흥미로운 에피소드를 소개한다.

그 원고의 게재 후 얼마 지나지 않아 국립암연구센터의 항암제치료전문의(종양내과의) K씨 등이 연명으로 『주간 문춘』[37](같은 해 1월 20일 호)에 〈'항암제는 효과가 없다'는 정말!?〉이라는 반론기사

37　주간 문춘週刊文春: 주식회사 문예춘추에서 발행하는 주간지.

를 실었다. 그러나 내용은 아전인수 식이어서 나는 『주간 문춘』의 다음 호에 〈항암제는 그래도 효과가 없다〉라는 논문을 써서 다시 반론했다. K씨 일행의 재반론은 없었고 논쟁은 그대로 수습되었다. 그런데 다음 해가 되어 『문예춘추』(2012년 5월) 편집부가 타진한 결과 K씨 일행이 나와의 대담을 승낙했다는 것이다. 그 동안 모 사립의과대학의 종양내과 교수로 좌천되어, 자유롭게 발언할 수 있게 되었던 것도 영향이 있었던 듯하다.

사실을 말하자면, 암 치료에 대한 대담은 마음이 무거운 작업이다. 의견이 거의 같은 경우의 '짜고 치는 대담'과는 달리, 주장의 진위판정을 독자에게 맡기는 '진검승부 대담'이 될 것이 눈에 보이기 때문이다. 그런 경우 어느 쪽이 이겨도 둘 다 지는 것이 된다. 가능하면 피하고 싶은 것이 솔직한 마음이다. 상대 대담자도 같은 심정이었을 것이다. 사실 이전부터 수술이나 항암제의 권위자들에게 편집자가 종종 나와의 대담을 신청했지만, 득이 될 것이 없다거나 미래를 보장해줄 수 있느냐는 등의 이유로 매번 거절당했던 경위가 있다. 그런데도 K씨가 승인한 이상, 보통 이상의 자신감이 있다는 것이 확실했다. 이전까지의 내 입론에 무언가 문제를 발견하고 충분히 이길 수 있다고 생각한 걸까? 나는 갑자기 불안해졌다.

그러나 거절할 수는 없다. 만약 거절하면 나는 도망친 것이 되고 '항암제가 효과가 없다는 것은 거짓말'이라는 소문이 그 날로 일본 전체의 종양내과의 사이에 퍼질 것이기 때문이다.

아무리 마음이 무거워도 대담을 받아들일 수밖에 없었다. 대담일은 8월 초순으로 잡혔다. 그때까지 2개월 이상 시간이 있어서 나는 주말을 포함해 모든 여가시간을 대담준비에 할애했다. 종이상자 몇 박스 분량의 영문논문을 다시 읽고 살펴보았다. 지금까지 내가 했던 말에는 틀림이 없다는 확신이 생겼고, 마음 편하게 잘 수 있게 된 것은 7월 중순이 되어서였다. 그런데 7월 하순에 편집부가 내게 면담을 요청했다. 만나고 보니 K씨가 대담을 거절했다는 것이다. 내 책을 읽어보니 아무래도 자신이 준비가 부족하다는 사실을 깨달았다. 이 이야기는 없었던 것으로 해달라고 했다고 한다.

어허 참. 대담을 먼저 승낙한 쪽에서 취소하는 것은 전대미문일 것이다. 아무래도 K씨는 논쟁 후에 출판한 『항암제는 효과가 없다』와 『암 치료가 당신을 죽인다』를 읽지 않았던 듯하다. 그리고 대담준비를 위해 읽어보고 아연했을 것이다. 그렇게 생각하지 않고서는 이치가 맞지 않는다. 거기서 추측컨데, 내 의견에 반대한 의사들도 제대로 읽지 않았던 것은 아닐까.

돌이켜보면, K씨의 『주간 문춘』의 반론기사도 내가 쓴 『문예춘추』의 논문을 읽지 않고 기자와 인터뷰했을 것이다. 그렇게 생각하면 나에 대한 반론이 되지 않았던 것도 이해가 간다.

어찌되었든, 대담이 무산되어 지면이 비게 되었다. 그래서 편집부는 내게 단독 집필을 의뢰했다. 그것이 이 책 4장에 게재한 입자선치료와 면역요법에 관한 원고이다. 아무리 그래도, 그렇다. 항암제치료의 리더 격이며 대학교수이기도 한 사람이 대담에 나와서 항암제의 유효성을 주장하지 못한다니. 대학병원에서는 지금도 항암제를 사용하고 있다. 나는 항암제치료가 근거 없이 시행되고 있다는 사실을 잘 알고 있다. 암수술이나 암 검진도 마찬가지다.

그런데 나는 2014년 3월에 게이오대학에서 정년을 맞이한다. 그 후는 진료에서 벗어나 암연구소를 설립하고 연구와 집필에 전념할 계획이었다. 그래서 그 요지를 『암 치료가 당신을 죽인다』에 공표하자, 새로운 외래환자와 과거 환자들이 '무언가 문제가 생겼을 때 상담할 수 있는 창구가 필요하다'고 하소연을 해왔다. 어떻게 하면 좋을지 고민에 빠졌다. 그러던 중 제60회 기쿠치간상을 받아들인 것은, '앞으로도 환자들에게 손을 내밀라'는 하늘의 계시라는 생각이 들어서 세컨드오피니언 외래를 개설하기로 결심했기 때문이다. 초진 희망 환자가 늘어나 게이오대학병원의 외래 예약을 하기 어려워진 점도 있어서, 병원의 휴일을 이용해 조속하게 시행 준비를 하고 있다.(곤도마코토암연구소www.

kondo-makoto.com)

이 책을 통해 사회와 일반인들이 전문가집단의 기만을 깨달을 수 있기를 진심으로 바란다.

2013년 3월 곤도 마코토

옮긴이 **박정임**

경희대학교 철학과를 졸업하고 지바대학에서 일본근대문학 석사학위를 받았다. 옮긴 책으로는 마스다 미리의 '수짱 시리즈', 『내가 정말 원하는 건 뭐지?』 『주말엔 숲으로』 『나의 우주는 아직 멀다』를 비롯해 『미야자와 겐지 전집 1·2』 『고독한 미식가』 『꽃 아래 봄에 죽기를』 등이 있다.

암 치료로 살해당하지 않는 7가지 방법

초판 1쇄 | 2014년 4월 7일

지은이 | 곤도 마코토
옮긴이 | 박정임
펴낸이 | 김성희
펴낸곳 | 맛있는책

편집장 | 김지현
책임편집 | 최현숙
마케팅 | 정범모
경영지원 | 설효섭

출판등록 | 2006년 10월 4일(제25100-2009-000049호)
주소 | 서울 서초구 반포동 47-5 낙강빌딩 2층
전화 | 02-466-1278
팩스 | 02-466-1301
전자우편 | candybookbest@gmail.com

ISBN : 978-89-93174-47-2 13510

Copyright ⓒ CandyBook, 2014, Printed in Korea
이 책의 저작권은 저자와 출판사에 있습니다.
서면에 의한 저자와 출판사의 허락 없이 책의 전부 또는 일부 내용을 사용할 수 없습니다.